Practical Guide Series in Cancer Nursing

がん看護実践ガイド

日本がん看護学会企画編集委員会
小松浩子・阿部まゆみ・梅田 恵・神田清子・森 文子・矢ヶ崎 香

サバイバーを支える
看護師が行う
がんリハビリテーション

監修　一般社団法人 日本がん看護学会
編集　矢ヶ崎 香　慶應義塾大学看護医療学部准教授

医学書院

《がん看護実践ガイド》
サバイバーを支える 看護師が行うがんリハビリテーション
発　行　2016 年 3 月 1 日　第 1 版第 1 刷©
監　修　一般社団法人 日本がん看護学会
編　集　矢ヶ崎 香
発行者　株式会社　医学書院
　　　　代表取締役　金原　優
　　　　〒 113-8719　東京都文京区本郷 1-28-23
　　　　電話　03-3817-5600（社内案内）
印刷・製本　三美印刷

本書の複製権・翻訳権・上映権・譲渡権・公衆送信権（送信可能化権を含む）
は（株）医学書院が保有します.

ISBN978-4-260-02487-7

本書を無断で複製する行為（複写，スキャン，デジタルデータ化など）は，「私
的使用のための複製」など著作権法上の限られた例外を除き禁じられています.
大学，病院，診療所，企業などにおいて，業務上使用する目的（診療，研究活
動を含む）で上記の行為を行うことは，その使用範囲が内部的であっても，私的
使用には該当せず，違法です.また私的使用に該当する場合であっても，代行
業者等の第三者に依頼して上記の行為を行うことは違法となります.

JCOPY 〈出版者著作権管理機構　委託出版物〉
本書の無断複製は著作権法上での例外を除き禁じられています.
複製される場合は，そのつど事前に，出版者著作権管理機構
（電話 03-3513-6969，FAX 03-3513-6979，info@jcopy.or.jp）の
許諾を得てください.

● 執筆者一覧（執筆順）

辻　哲也	慶應義塾大学医学部リハビリテーション医学教室准教授
矢ヶ崎香	慶應義塾大学看護医療学部准教授
飯野由恵	国立がん研究センター東病院骨軟部腫瘍・リハビリテーション科
栗原美穂	国立がん研究センター東病院看護部副看護部長，がん性疼痛看護認定看護師
竹井淳子	聖路加国際病院乳腺外科
大畑美里	聖路加国際病院オンコロジーセンター，がん看護専門看護師
矢形　寛	埼玉医科大学総合医療センターブレストケア科教授
増島麻里子	千葉大学大学院看護学研究科准教授
後藤百万	名古屋大学大学院医学系研究科泌尿器科学教授
田中純子	名古屋大学大学院医学系研究科泌尿器科学
立松典篤	国立がん研究センター東病院骨軟部腫瘍・リハビリテーション科
久山幸恵	静岡県立静岡がんセンター患者家族支援センター，がん看護専門看護師
喜多久美子	聖路加国際病院乳腺外科
坪井　香	神奈川県立がんセンター外来化学療法室，がん看護専門看護師
津村明美	静岡県立静岡がんセンター看護部，がん看護専門看護師
岡山太郎	静岡県立静岡がんセンターリハビリテーション科

● 日本がん看護学会企画編集委員会

小松浩子	慶應義塾大学看護医療学部教授
阿部まゆみ	名古屋大学大学院医学系研究科特任准教授
梅田　恵	昭和大学大学院保健医療学研究科教授
神田清子	群馬大学大学院保健学研究科教授
森　文子	国立がん研究センター中央病院看護部副看護部長
矢ヶ崎香	慶應義塾大学看護医療学部准教授

がん看護実践ガイドシリーズ
続刊にあたって

《がん看護実践ガイド》シリーズは，日本がん看護学会が学会事業の1つとして位置づけ，理事を中心メンバーとする企画編集委員会のもとに発刊するものです．

このシリーズを発刊する目的は，本学会の使命でもある「がん看護に関する研究，教育及び実践の発展と向上に努め，もって人々の健康と福祉に貢献すること」を目指し，看護専門職のがん看護実践の向上に資するテキストブックを提供することにあります．

がん医療は高度化・複雑化が加速しています．新たな治療法開発は治癒・延命の可能性を拡げると同時に，多彩な副作用対策の必要性をも増しています．そのため，がん患者は，多様で複雑な選択肢を自身で決め，治療を継続しつつ，多彩な副作用対策や再発・二次がん予防に必要な自己管理に長期間取り組まなければなりません．

がん看護の目的は，患者ががんの診断を受けてからがんとともに生き続けていく全過程を，その人にとって意味のある生き方や日常の充実した生活につながるように支えていくことにあります．近年，がん治療が外来通院や短期入院治療に移行していくなかで，安全・安心が保証された治療環境を整え，患者の自己管理への主体的な取り組みを促進するケアが求められています．また，がん患者が遺伝子診断・検査に基づく個別化したがん治療に対する最新の知見を理解し，自身の価値観や意向を反映した，納得のいく意思決定ができるように支援していくことも重要な役割となっています．さらには，苦痛や苦悩を和らげる緩和ケアを，がんと診断されたときから，いつでも，どこでも受けられるように，多様なリソースの動員や専門職者間の連携・協働により促進していかなければなりません．

がん看護に対するこのような責務を果たすために，本シリーズでは，治療別や治療過程に沿ったこれまでのがん看護の枠を超えて，臨床実践で優先して取り組むべき課題を取り上げ，その課題に対する看護実践を系統的かつ効果的な実践アプローチとしてまとめることを目指しました．

このたび，本シリーズの続刊として『サバイバーを支える 看護師が行うがんリハビリテーション』をまとめました．社会のなかで生活しながらがんの治療・フォローアップを受ける"がんサバイバー"が増えています．その一方で，治療による合併症や障害，不安・うつ，再発への恐怖などを体験し，生活の質(QOL)の低下を経験している人も少なくありません．がんリハビリテーションは，身体機能の改善を目的とするのみならず，合併症・二次障害，不安や心配を抱える患者にとって，心身の状況を安定・改善し，活力を高め，より健康へ向かうための支援となります．

本書は，①看護師が知っておくべきがんリハビリテーションの基本的な知識・技術，

②患者が自宅で継続して実施できるがんリハビリテーションの具体的な方法と看護師の指導，③多職種チームにおける協働・連携とそのチームのなかでの看護師の実践について，わかりやすく解説しています．また，看護師が行うがんリハビリテーションのなかでも特に，患者が自宅や病室でセルフケアを継続できるよう，患者のセルフケアに焦点を当てています．

　《がん看護実践ガイド》シリーズは，読者とともに作り上げていくべきものです．シリーズとして取り上げるべき実践課題，本書を実践に活用した成果や課題など，忌憚のない意見をお聞かせいただけるよう願っています．

　最後に，日本がん看護学会監修による《がん看護実践ガイド》シリーズを医学書院のご協力のもとに発刊できますことを心より感謝申し上げます．本学会では，医学書院のご協力を得て，これまでに『がん看護コアカリキュラム』(2007年)，『がん化学療法・バイオセラピー看護実践ガイドライン』(2009年)，『がん看護PEPリソース—患者アウトカムを高めるケアのエビデンス』(2013年)の3冊を学会翻訳の書籍として発刊して参りました．がん看護に対する重要性をご理解賜り，がん医療の発展にともに寄与いただいておりますことに重ねて感謝申し上げます．

　2016年1月

一般社団法人日本がん看護学会理事長・企画編集委員会委員長

小松浩子

序

　がん医療の発展により，治療とともに日常生活を送る患者，がんサバイバーが増加しています．治療を受ける患者が，がんとともに個々の生活を主体的に，可能な限り自立して生きるために，がんや治療に伴う苦痛（害）を最小限に抑え，機能回復の促進，残存機能を最大限に生かし，その人にとっての普通の生活を送れるように支援することは看護師の重要な役割です．

　本書は，がんと診断された治療期の患者に焦点をあて，がん医療に携わる看護師，医師，理学療法士などの多職種が専門の立場からがんリハビリテーションを実践するうえで基盤となる知識，技術について解説し，特に看護師が行うがんリハビリテーションについて取りあげています．単に，看護師がリハビリテーションの手技を習得することを目指したものではなく，患者の潜在能力を引き出し，自身で自立して歩むことを支援するため，看護師がどうかかわるべきか，について詳しく記載されています．

　全体を次のように構成しました．第1章でサバイバーへのがんリハビリテーションの基本として概要を学びます．第2章では手術療法に伴う機能障害について，第3章では，がん薬物療法に伴う症状として，患者の日常生活に支障をもたらす症状をとりあげて，機能障害や症状のメカニズム，評価に関する基本的知識の解説と「治療前（手術前）」～「治療後（手術後）」の状況（経過）で必要なアセスメント・評価，リハビリテーションの方法と患者への指導方法など，看護師が臨床実践で活用できる知識と実践を学びます．第4章では，多職種チームで行うがんリハビリテーションについて事例を用いて解説しましたので参考にしてください．

　がんリハビリテーションを進めるうえで患者の安全，安楽の維持は不可欠です．本書では，安全なリハビリテーションを担保するためにも看護師が理解しておくべき基本的知識，中止基準，留意点について，できる限り根拠に基づく実践（evidence-based practice）を記載し，解説するよう努めました．看護師だけでなく，多職種チームの皆様，学生の方々にもご活用頂ける内容となっています．

　本書の内容は，がん医療の発展と臨床状況の変化に応じて，新しくしていく必要があります．皆様より忌憚のないご意見をいただけますと幸いです．

2016年1月

慶應義塾大学看護医療学部准教授

矢ヶ崎香

■ 目次

第 1 章 サバイバーへの がんリハビリテーションの基本 —— 1

1 がんリハビリテーションの概要 [辻 哲也] —— 2

1 "がんと共存する時代" における医療のあり方 —— 2
2 がん医療におけるリハビリテーションの役割 —— 3
3 対象となる障害・病期による段階 —— 4
4 がんリハビリテーションのエビデンス —— 6
5 身体機能評価 —— 6
6 今後の課題と展望 —— 8

2 看護師が行うサバイバーへの がんリハビリテーション [矢ヶ崎 香] —— 10

1 がんサバイバーの理解 —— 10
2 リハビリテーションが意味すること —— 11
3 quality of life —— 11
4 がんリハビリテーションと看護師の役割 —— 11
5 がんリハビリテーションに求められる看護師の知識と能力 —— 12
6 多様な場所で継続するがんリハビリテーション —— 13
7 チームアプローチにおけるがんリハビリテーションと看護師の役割 —— 13
8 がんサバイバーとともに「新たな普通を探す」 —— 14

3 がんリハビリテーションの進め方 [辻 哲也] —— 16

1 リハビリテーションプログラムの立て方 —— 16
2 リハビリテーションの進め方 —— 17
3 がんリハビリテーションの実際 —— 18
4 がんリハビリテーションの注意点・リスク管理 —— 20

第 **2** 章 ｜ 手術療法に伴う機能障害の がんリハビリテーション —— 25

1 摂食嚥下障害のあるがん患者のリハビリテーション
食道がん —— 26

1 手術療法に伴う機能障害のメカニズム ［飯野 由恵］—— 26
2 評価，アセスメント —— 27
3 手術前に行う摂食嚥下機能訓練に関するリハビリテーションの指導と実施 —— 30
4 手術後（入院中）に行う摂食嚥下機能訓練に関するリハビリテーション —— 32
　摂食嚥下機能訓練の具体的な方法 ［飯野 由恵］—— 32
　日常生活に関する患者・家族の教育・支援 ［栗原 美穂］—— 36
5 退院後—日常生活の中で行うセルフリハビリテーション ［栗原 美穂］—— 38
6 看護師による患者の評価 —— 44

2 上肢の運動障害に関するがん患者のリハビリテーション
乳がん —— 48

1 手術療法に伴う機能障害のメカニズム ［竹井 淳子］—— 48
2 評価，アセスメント —— 51
3 手術前に行うリハビリテーションの指導と実施 ［大畑 美里］—— 56
4 手術後（入院中）に行う上肢のリハビリテーション —— 57
　リハビリテーション中止事項 ［竹井 淳子］—— 57
　看護師が行うリハビリテーション指導の具体例 ［大畑 美里］—— 57
5 退院後—日常生活の中で行うリハビリテーション ［大畑 美里］—— 60
6 看護師による患者の評価 —— 63

3 上下肢のリンパ浮腫に対するがん患者のリハビリテーション
乳がん，子宮がん，卵巣がん，大腸がんなど —— 67

1 症状のメカニズム ［矢形 寛］—— 67
2 リンパ浮腫の評価 —— 68
3 手術前後に行うセルフケアの指導 —— 71
4 手術前に行うセルフケア指導の実際 ［増島 麻里子］—— 77
5 手術後（入院中）に行う指導の実際 —— 79
6 退院後（外来）—日常生活における予防，悪化予防のためのセルフケア支援 —— 83
7 看護師による患者の評価 —— 86

4 下部尿路機能障害のある がん患者のリハビリテーション —— 89

1 手術療法に伴う下部尿路機能障害のメカニズム ［後藤 百万］—— 89

2 評価，アセスメント —— 92

3 手術前に行うリハビリテーションのセルフケア指導 [田中 純子] —— 94

4 手術後（入院中）に行うリハビリテーションの指導 —— 100

病態をふまえたリハビリテーションの留意点・中止事項など [後藤 百万] —— 100

手術後に行うリハビリテーションの指導 [田中 純子] —— 101

5 退院後―日常生活におけるセルフリハビリテーション，
日常生活の工夫 [田中 純子] —— 108

6 看護師による患者の評価 —— 109

第 3 章 ｜ がん薬物療法に伴う症状の がんリハビリテーション —— 113

1 倦怠感，疲れやすさのある がん患者のリハビリテーション —— 114

1 症状を引き起こす要因 [立松 典篤] —— 114

2 治療開始前の評価 —— 115

3 治療中，治療後の症状の査定 —— 117

4 症状の予防と悪化予防のためのリハビリテーションの指導 [久山 幸恵] —— 124

5 看護師による患者の評価 —— 128

2 末梢神経障害のある がん患者のリハビリテーション —— 131

1 症状を引き起こす要因 [喜多 久美子] —— 131

2 治療開始前の評価 —— 132

3 治療中，治療後の症状の査定 —— 132

4 症状の悪化予防と事故の予防のためのリハビリテーションの指導 [坪井 香] —— 133

5 看護師による患者の評価 —— 139

3 関節痛，こわばり感のある がん患者のリハビリテーション —— 141

1 症状を引き起こす要因 [立松 典篤] —— 141

2 治療開始前の評価 —— 143

3 治療中，治療後の症状の査定 —— 144

4 症状の悪化予防，症状緩和のためのリハビリテーションの指導 [矢ヶ崎 香] —— 147

5 看護師による患者の評価 —— 150

目次 xi

第 4 章 | 多職種チームで行う がんリハビリテーション —— 153

1 連携の実際とポイント　看護師の視点から［津村 明美］—— 154

1　がん患者のリハビリテーションにおける多職種チーム医療と看護師の役割 —— 154
2　事例にみる多職種チーム医療と看護の実際 —— 156

2 連携の実際とポイント　PT の視点から［岡山 太郎］—— 160

1　円滑で効果的な連携に必要なこと —— 160

索引 —— 169

Column

男性の腹圧性尿失禁に対する骨盤底筋訓練の効果に関するエビデンス —— 99
CIC による排尿機能の回復の可能性 —— 105

ブックデザイン：小口翔平 + 喜來詩織（tobufune）

イラストレーション：田添公基

第 1 章

サバイバーへの
がんリハビリ
テーションの基本

1 がんリハビリテーションの概要

1 "がんと共存する時代"における医療のあり方

　がんは，我が国において疾病対策上の最重要課題として対策が進められている．2003 年から 2005 年にがんと診断された人の 5 年相対生存率は男性 55.4％，女性 62.9％となり，がんの種類によって差はあるものの，がん患者の少なくとも半数以上が長期生存可能な時代となった[1]．がんの治療を終えた，あるいは治療を受けつつあるがんサバイバーが 500 万人に達しようとする現在，がんが"不治の病"であった時代から"がんと共存"する時代になってきている．

　2006 年に制定された「がん対策基本法」では，基本的施策の 1 つとして，「がん患者の療養生活の質の維持向上」が挙げられている（表 1-1）．しかし，現実には，"がん難民"という言葉にあるように，病院によって治療の方策が異なったり，治療成績に格段の差があったりすることが日常的に起こっており，治癒を目指した治療から生活の質（quality of life：QOL）を重視したケアまで，切れ目のない支援を行うといった点で，今の日本のがん診療はいまだ不十分である．

表 1-1 がん対策基本法

概要

がん対策のための国，地方公共団体などの責務を明確にし，基本的施策，対策の推進に関する計画と厚生労働省にがん対策推進協議会を置くことを定めた法律．

基本的施策

1. がんの予防および早期発見の推進
   　がんの予防の推進
   　がん検診の質の向上など
2. がん医療の均てん化の促進など
   　専門的な知識および技能を有する医師・医療従事者の育成
   　医療機関の整備など
   　がん患者の療養生活の質の維持向上
3. 研究の推進など

〔がん対策基本法（平成 18 年法律第 98 号）より〕

患者にとっては，がん自体に対する不安は当然大きいが，がんの直接的影響や手術・化学療法・放射線療法などによる身体障害への不安も同じくらい大きい．しかしこれまで，がんそのものから，あるいはその治療過程において受けた身体的・心理的なダメージに対しては積極的に対応されることがなかった．医療に対する消費者意識が高まりつつあるなかで，がん自体に対する治療のみならず，症状緩和や心理・身体面のケアから療養支援，復職などのサバイバーシップに関しても関心が向けられ始めており，"がんと共存する時代"における新しい医療のあり方が求められている．

2 がん医療におけるリハビリテーションの役割

Fialka-Moser ら[2]は，がんのリハビリテーション(以下，リハビリ)を，がん患者の生活機能と QOL の改善を目的とする医療ケアであり，がんとその治療による制限を受けたなかで，患者に最大限の身体的，社会的，心理的，職業的活動を実現させることと定義している．そして，がんリハビリは，臨床腫瘍科医，リハビリ科医の指示により，医療ソーシャルワーカー，臨床心理士，理学療法士，がん専門看護師，作業療法士のコアメンバーと，その他がん患者特有の問題に対処するさまざまな専門職からなるチームにより提供されるとしている．

Lehmann ら[3]は，がん患者 805 名のうち 438 名はセルフケアや移動などリハビリに関する問題を抱えており，それはがんの種類によらず，脳・脊髄，乳腺，肺，頭頸部など含め，すべての種類のがん患者で生じていたことを報告した(図 1-1)．がん自体および治療により，さまざまな身体面の障害を生じるとともに，長期臥床を余儀なくされ廃用症候群が進行し，その結果，日常生活動作(activities of daily living：ADL)に支障をきたしてしまうことが推測される．

すなわち，がん患者では，がんの進行もしくはその治療の過程で，高次脳機能障害，嚥下障害，発声障害，運動麻痺，筋力低下，拘縮，しびれや神経因性疼痛，四肢長管骨や脊椎の病的骨折，四肢の浮腫などさまざまな機能障害が生じ，それらの障害によって移乗動作や歩行，ADL に制限を生じ，QOL の低下をきたしてしまう．がんリハビリでは，これらの問題に対して，2 次的障害を予防し，機能や生活能力の維持・改善をはかる．

近年，がん医療におけるリハビリに関連したニーズはさらに広がりつつある．腫瘍の存在する解剖学的部位の障害や治療の副作用・後遺症への対応とともに，近年ではがん患者のサポーティブケアの一環として，がん関連倦怠感(cancer related fatigue：CRF)，がん性疼痛，悪液質(cachexia)が進行しつつある進行がん患者に対する対応，緩和ケアが主体となる時期の疼痛や全身倦怠感などの症状緩和や自宅での療養生活への支援など，がん患者に影響を及ぼす幅広い問題に対して焦点が当たりつつある．

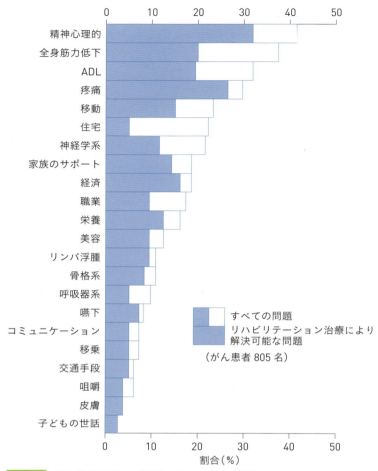

図 1-1 がん患者のリハビリテーション上の問題点

(Lehmann JF, DeLisa JA, Warren CG, et al：Cancer rehabilitation：assessment of need, development, and evaluation of a model of care. Archives of Physical Medicine & Rehabilitation 59(9)：410-419, 1978 より一部改変)

3 対象となる障害・病期による段階

　がんリハビリの対象となる障害を**表 1-2** に示す[4]．がんそのものによるものと，その治療過程において生じた障害に分けられる．がん治療中や治療後の全身性の運動能力の低下など，がんの種類によらない一般的な問題に対するリハビリも重要である．

　がんリハビリは，予防的，回復的，維持的および緩和的リハビリの 4 つの段階に分けられる（**図 1-2**）[5,6]．周術期や治癒を目指した化学療法・放射線療法から進行がん・末期がん患者まで，いずれの段階においてもリハビリの介入は必要である．

　入院中には，手術や化学・放射線療法などの治療中および治療後の合併症や障害の予防・軽減，病棟でのセルフケアの自立や退院準備が主な目的となる．一方，外来では，自宅療養中のがん患者の QOL の維持・向上や社会復帰を目的に，地域医療や福祉との連携をとりつつ，生活を支援する．地域で生活しているがんサバイバーのケアモデルを

作成していくうえでは，健康状態をはじめ心身機能や身体構造，身の回りの生活，通院や通所の状況，さらに居住環境などについて，きめ細かく情報交換を行い，最適なケアプランを提供する必要がある[7]．

表 1-2 がんのリハビリテーションの対象となる障害の種類

	がん自体による障害
がんの直接的影響	・転移性骨腫瘍に伴う切迫骨折・病的骨折 ・脳腫瘍（脳転移）に伴う片麻痺，失語症など ・脊髄・脊椎腫瘍（脊髄・脊椎転移）に伴う四肢麻痺，対麻痺など ・腫瘍の直接浸潤による神経障害（腕神経叢麻痺，腰仙部神経叢麻痺，神経根症） ・疼痛
がんの間接的影響（遠隔効果）	・がん性末梢神経炎（運動性・感覚性多発性末梢神経炎） ・悪性腫瘍随伴症候群（小脳性運動失調，筋炎に伴う筋力低下など）
	主に治療の過程において起こりうる障害
全身性の機能低下，廃用症候群	・化学・放射線療法，造血幹細胞移植後
手術	・骨・軟部腫瘍術後（患肢温存術後，四肢切断術後） ・乳がん術後の癒着性関節包炎・肩関節拘縮 ・乳がん・婦人科がんなどの手術（腋窩・骨盤内リンパ節郭清）後のリンパ浮腫 ・頭頸部がん術後の摂食嚥下障害，構音障害，発声障害 ・頸部リンパ節郭清後の副神経麻痺（僧帽筋の筋力低下・萎縮，翼状肩甲） ・開胸・開腹術後（肺がん・食道がんなど）の呼吸器合併症・嚥下障害
化学療法	・四肢末梢神経障害（感覚障害による上肢巧緻性・バランス障害，腓骨神経麻痺など）
放射線療法	・横断性脊髄炎，腕神経叢麻痺，嚥下障害，開口障害など

〔辻哲也：がんのリハビリテーションの概要．辻哲也（編）：がんのリハビリテーションマニュアル—周術期から緩和ケアまで，pp.23-37，医学書院，2011 より〕

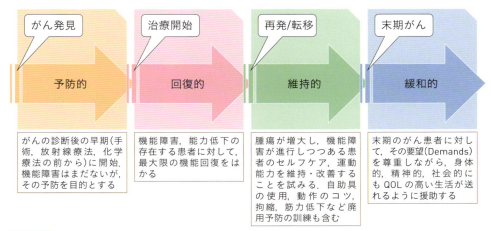

図 1-2 がんのリハビリテーションの病期別の目的
本図はがんのリハビリの流れを示すもので WHO の緩和ケア定義とは異なる（2002 年の WHO の定義では緩和ケアは末期がんに限定されない）．

〔辻哲也：がんのリハビリテーション．日本医師会雑誌 140(1)：55-59，2011．Dietz JH：Rehabilitation Oncology. John Wiley & Sons：1981 を参考に筆者作成〕

4 がんリハビリテーションのエビデンス

Marciniak ら[8]は，治療により機能障害を生じ入院リハビリを実施した 159 名のがん患者を対象として，入院時と退院時に ADL 評価法である機能的自立度評価法（Functional Independence Measure：FIM）の運動項目を比較したところ，有意な改善を得られたことを報告した．Cole ら[9]は入院リハビリを実施した 200 名のがん患者を対象に，入院時と退院時の FIM 運動項目および認知項目で比較したところ，運動項目は有意な改善を認め，認知項目は頭蓋内腫瘍と緩和的リハビリ目的以外の患者で改善を認めたことを示した．

一方，末期がん患者に関して，Yoshioka ら[10]はホスピス入院患者のうち，ADL に障害のあった 239 名を対象に，Barthel Index（ADL 評価法）の移乗，移動項目で評価したところ，リハビリ開始時のスコアが 12.4 点，リハビリ介入後に到達した最高スコアが19.9 点まで増加，家族へのアンケートでも 78% がリハビリに満足したことを報告している．

包括的な指針として，2010 年に American College of Sports Medicine（ACSM）からがん患者に対する運動療法に関して発表されたガイドライン[11]では，「がん治療中・後の運動を実施する際には特別のリスク管理を要するが，運動の実施は安全である．運動トレーニングは，乳がん・前立腺がん・血液がん患者において，体力・筋力・QOL，疲労の改善に有効である．レジスタンストレーニングは乳がん患者において，リンパ浮腫の合併の有無にかかわらず，安全に実施できる．ほかのがん患者への運動の効果は十分に明らかでなく，がんの種類・病期，運動の量や内容についてさらに研究が必要である」と総括している．

一方，我が国においては，「がんのリハビリテーション　ガイドライン作成のためのシステム構築に関する研究（第 3 次対がん総合戦略研究事業，主任研究者：辻哲也）」が組織され，日本リハビリテーション医学会と協働して作業に取り組み，2013 年に公開された[12]．これによりがんリハビリに関する臨床上の問題が，総論・評価および原発巣・治療目的・病期別に 8 領域に分けられ，エビデンスの高い臨床研究が多数存在することが実証された．2015 年には本ガイドラインに準拠したベストプラクティスが刊行された[13]．

5 身体機能評価

身体機能の評価はがんリハビリの効果の評価のみならず，生存期間の予測因子としても重要である．しかし，運動麻痺や病的骨折などの機能障害のために活動性が制限されている場合には，たとえ全身状態が良好であってもグレードが低くなってしまうので，注意が必要である．

表 1-3 ECOG の Performance Status Scale（PS）

Score	定義
0	全く問題なく活動できる 発病前と同じ日常生活が制限なく行える
1	肉体的に激しい活動は制限されるが，歩行可能で，軽作業や座っての作業は行うことができる 例：軽い家事，事務作業
2	歩行可能で自分の身の回りのことはすべて可能だが作業はできない 日中の 50％以上はベッド外で過ごす
3	限られた自分の身の回りのことしかできない 日中の 50％以上をベッドか椅子で過ごす
4	全く動けない 自分の身の回りのことは全くできない 完全にベッドか椅子で過ごす

〔Oken MM, Creech RH, Tormey DC, et al：Toxicity and response criteria of the Eastern Cooperative Oncology Group. American Journal of Clinical Oncology 5(6)：649-655, 1982 より一部改変〕

ECOG の Performance Status Scale（PS）

ECOG（Eastern Cooperative Oncology Group, USA）の Performance Status Scale[14]，いわゆる PS は，我が国のがん医療の現場で一般的に用いられている（**表 1-3**）．評定尺度は 5 段階で，がん患者の全身状態を簡便に採点できる．

Karnofsky Performance Status Scale（KPS）

1948 年に初めて報告された評価法であるが，現在でも ECOG と並んで世界的に広く用いられている（**表 1-4**）[15]．評定尺度は 11 段階で，PS よりも詳細な評価が可能である．

Palliative Performance Scale（PPS）

KPS の問題点を考慮し，現状の医療状況と矛盾しないように KPS を修正したものである[16]．小項目として，移動・活動性・セルフケア・食物摂取・意識状態を各々評価し，KPS と同様に 11 段階で採点する．

Cancer Functional Assessment Set（cFAS）

がん患者の機能障害に焦点を当て，関節可動域，筋力，感覚機能，バランス，最大動作能力，活動性の各領域を 4 段階もしくは 6 段階で評価する．がん患者の身体機能の障害の程度を包括的に評価でき，リハビリプログラムの作成やリハビリ効果の判定に役立つ．信頼性・妥当性・反応性の検証がなされている[17]．

第 1 章 サバイバーへのがんリハビリテーションの基本

がんリハビリテーションの概要　7

表 1-4 Karnofsky Performance Status Scale

%	症状	介助の要，不要
100%	正常，臨床症状なし	正常な活動可能，特別のケアを要していない
90%	軽い臨床症状があるが正常の活動可能	
80%	かなりの臨床症状があるが努力して正常の活動可能	
70%	自分自身の世話はできるが正常の活動・労働は不可能	労働不可能，家庭での療養可能，日常の行動の大部分に病状に応じて介助が必要
60%	自分に必要なことはできるが時々介助が必要	
50%	病状を考慮した看護および定期的な医療行為が必要	
40%	動けず，適切な医療および看護が必要	自分自身のことをするのが不可能，入院治療が必要，疾患が急速に進行していく時期
30%	全く動けず入院が必要だが死はさしせまっていない	
20%	非常に重症，入院が必要で精力的な治療が必要	
10%	死期が切迫している	
0%	死	

〔Karnofsky DA, Abelmann WH, Craver LF, et al：The use of nitrogen mustards in the palliative treatment of carcinoma. Cancer 1：634-656,1948 より一部改変〕

6 今後の課題と展望

　2012 年度からの第 2 期がん対策推進基本計画では，「がん患者の病状の進行に伴い，次第に日常生活動作に次第に障害を来し，著しく生活の質が悪化することがしばしば見られることから，がん領域でのリハビリテーションの重要性が指摘されている」とされ，目指すべき方向は，「がん患者の生活の質の維持向上を目的として，運動機能の改善や生活機能の低下予防に資するよう，がん患者に対する質の高いリハビリテーションについて積極的に取り組む」と記されている．

　がんサバイバーが 500 万人を超える時代を迎える今，がんの診断早期から終末期までさまざまな病期におけるがんの患者に対するリハビリのニーズはさらに高まり，がんリハビリへの取り組みは今後ますます重要になることが予想される．

　がん医療が外来へシフトしていく中で，外来診療におけるサポーティブケアの拡充，がんサバイバーの社会復帰に向けた支援，進行がん・末期がん患者の在宅ケア，そして小児がん対策もこれからの重要な課題である．がんリハビリチームの主要構成メンバーである病棟や外来看護師の果たしうる役割はますます大きくなるだろう．

引用文献

1)　厚生労働省：がん情報サービス　がん登録・統計—最新がん統計．http://ganjoho.jp/reg_stat/statistics/stat/summary.html（2015 年 12 月 9 日アクセス）
2)　Fialka-Moser V, Crevenna R, Korpan M, et al：Cancer rehabilitation：particularly with aspects on physical impairments. Journal of Rehabilitation Medicine 35(4)：153-162, 2003.

3) Lehmann JF, DeLisa JA, Warren CG, et al：Cancer rehabilitation：assessment of need, development, and evaluation of a model of care. Archives of Physical Medicine & Rehabilitation 59(9)：410-419, 1978.

4) 辻哲也：がんのリハビリテーションの概要. 辻哲也(編)：がんのリハビリテーションマニュアル—周術期から緩和ケアまで. pp.23-37, 医学書院, 2011.

5) 辻哲也：がんのリハビリテーション. 日本医師会雑誌 140(1)：55-59, 2011.

6) Dietz JH：Rehabilitation Oncology. John Wiley & Sons, 1981.

7) 辻哲也：がんリハビリテーション—がんサバイバーの身体機能を支える. 医学のあゆみ 252(13)：1275-1281, 2015.

8) Marciniak CM, Sliwa JA, Spill G, et al：Functional outcome following rehabilitation of the cancer patient. Archives of Physical Medicine & Rehabilitation 77(1)：54-57, 1996.

9) Cole RP, Scialla SJ, Bednarz L：Functional recovery in cancer rehabilitation. Archives of Physical Medicine & Rehabilitation 81(5)：623-627, 2000.

10) Yoshioka H：Rehabilitation for the terminal cancer patient. American Journal of Physical Medicine & Rehabilitation 73(3)：199-206, 1994.

11) Schmitz KH, Courneya KS, Matthews C, et al：American College of Sports Medicine roundtable on exercise guidelines for cancer survivors. Medicine and Science in Sports and Exercise 42(7)：1409-1426, 2010.

12) 日本リハビリテーション医学会がんのリハビリテーション策定委員会(編)：がんのリハビリテーションガイドライン. 金原出版, 2013.

13) 日本がんリハビリテーション研究会(編)：がんのリハビリテーションベストプラクティス. 金原出版, 2015.

14) Oken MM, Creech RH, Tormey DC, et al：Toxicity and response criteria of the Eastern Cooperative Oncology Group. American Journal of Clinical Oncology 5(6)：649-655, 1982.

15) Karnofsky DA, Abelmann WH, Craver LF, et al：The use of nitrogen mustards in the palliative treatment of carcinoma. Cancer 1：634-656, 1948.

16) Anderson F, Downing GM, Hill J, et al：Palliative performance scale(PPS)：a new tool. Journal of Palliative Care 12(1)：5-11, 1996.

17) Miyata C, Tsuji T, Tanuma A, et al：Cancer functional assessment set：a new tool for functional evaluation in cancer. American Journal of Physical Medicine & Rehabilitation 93(8)：656-664, 2014.

(辻 哲也)

2 看護師が行うサバイバーへのがんリハビリテーション

1 がんサバイバーの理解

　がん医療の発展により，がん患者の生存期間が延長し，がんの治療とともに日常生活を送るがんサバイバーが増加している．

　米国の The National Coalition for Cancer Survivorship（NCCS）はがんサバイバーの広義の概念として，「がんと診断されたときから人生の最後までサバイバーである」と述べている．つまり，がんサバイバーとはがん治療を終えた人だけを指すのではなく，がんと診断されたときからがんとともに人生を生きる人を意味する．そのがんサバイバーががんとともに生き続けていく過程において直面するさまざまな課題に対処し，その人にとって充実した生活を送ることを目指した支援が求められている．

　がんの診断により患者は強い死の恐怖や脅威を感じ，精神的な苦痛を抱える．また，がんによる身体的苦痛やがん治療が正常細胞へ影響を及ぼすために生じる多様な苦痛は，日常生活に大きな影響をきたす．特にがん薬物療法に伴う副作用症状（倦怠感，末梢神経障害，関節痛，こわばり感など）や手術療法後の機能障害，後遺症，機能喪失など身体的問題が生じる．例えば，下部尿路機能障害（尿失禁，尿漏れなど），排便機能障害，上下肢のリンパ浮腫，喉頭全摘術後の失声などは，がんサバイバーの日常生活に長期的な影響をもたらす．このような身体的な機能障害や能力の低下は喪失感，自己コントロール感の低下や情緒的不安などの精神的問題，社会的役割や対人関係の変化などの社会的問題および死への恐怖や存在の意味の揺らぎなどスピリチュアルペインを含む全人的苦痛を生じさせる．そして，全人的苦痛は個々の生活や人生設計の変容を強いることになる．

　Predeger は身体的，情緒的機能の改善に向けて努力することで，人生の質をより高くすることができるという[1]．したがって，がんになる前の生活に戻ることはできなくても，がんとともに生きる新たな日常生活を患者自身が見出し，適応していくことを看護師は支援しなければならない．それゆえにがんを診断されたときからがんリハビリという観点も含めた専門性の高いケアが要請されているのである．

2 リハビリテーションが意味すること

　世界保健機関（World Health Organization：WHO）によれば，「障害をもつ人々のリハビリテーションは，身体的，感覚的，知的，心理的および社会的機能レベルを最善に達し，それを維持できるようにするプロセスである．リハビリテーションは，障害をもつ人々に，自立と自己決定を実現するために必要なツールを提供する」と明記している[2].

　この定義からもリハビリは身体的，機能的な面を元の状態に回復させるだけではなく，健康レベルをその人にとっての最善の水準に向上させ，維持するための取り組みといえる．また，自立し自分で自分のことができるという意味だけでなく，自分の行動なども自己決定できるという意味を含んでいる．これらのことからリハビリはある一時点のことではなく，プロセス（過程）であるということが理解できる．

3 quality of life

　日常的に見聞きすることが多い言葉であるQOLは，「人生の質」「生活の質」「生命の質」「生活の満足度」などという意味で多様に用いられているが，QOLの概念・定義については，厳密な意味での合意が得られているとはいえない．

　WHOは，1946年の世界保健機関憲章のなかで，健康とは「単に疾病がないということではなく，完全に身体的・心理的および社会的に満足のいく状態にあること」と定義した．さらに，1998年には，「spirituality」を健康を定義する概念のなかに加えることを提案した．小松は「QOLには，①個々人が生活している文化や抱いている価値観の文脈から，現在の生活状況についての多元的な評価，②身体，心理，社会，スピリチュアルな次元を包含したwell-beingに関する本来的な主観的感覚，意味が含まれている」と明記している[3]．これらの定義から，がん患者がたとえ永久的な機能の喪失，長期的な機能障害，能力の低下を体験していたとしても，がんリハビリによりその人にとっての主観的健康感，主観的充足感を向上させることが期待できる．

4 がんリハビリテーションと看護師の役割

　米国では1980年代ごろから，がんの生存率が延長し，がん患者のQOLを改善するためのリハビリが必要であると認識されてきた[4,5]．

　がんリハビリは「がん患者の自立を促進することや患者が自分の状態に適応するのを支援すること，機能的な能力を最大限にするための介入」であるとNational Institute for Clinical Excellenceによって定義されている[5]．また，可能な限り自立してがんとともに生きることを専門的に支援することであるともいう[6]．

看護師が行うサバイバーへのがんリハビリテーション　11

つまり，これらのがんリハビリの定義から看護師の役割を捉えてみると，患者の心身の状態を安定させ，残存機能を最大限に活かし，より健康へ向かうための支援が求められているのである．すなわち，がんと診断されたときからがんサバイバーががんとともに自立して生きるために活力や自信を高め，機能的な回復に向けて取り組み，その人にとっての普通の生活を送れるように支援することである．

　がんリハビリを必要とするサバイバーはがん専門病院に限らず，あらゆる場にいる．がんサバイバーの QOL を高めるためにも，看護師はがんリハビリを促進するための看護の知識，技術を備えなければならない．

5 がんリハビリテーションに求められる看護師の知識と能力

　本項では，がんリハビリに求められる看護師の知識とスキルについて考えたい．第 1 に，がんサバイバーが辿る過程を通して生じうる身体的・精神的・社会的問題を理解するための知識が看護師に求められる．対象者を全人的な視点から理解できなければ，本来のがんリハビリのゴールとなる個々にとっての「最善の QOL」が何かさえ定まらない．

　第 2 に，看護師はそれらの知識を基盤に次のようなことを予測的，継続的，意図的に実践することが求められる．

　「治療開始前（もしくは手術前）」には，患者の身体機能の評価・アセスメントを行う．そのことは治療後（手術後）の身体機能の比較評価を可能にする．特に今後，高齢のがん患者が増加することが予測されるため，治療前の身体機能を把握しておく必要がある．その評価は患者とも共有すべき事柄である．また，治療開始前には，予期される有害事象とそれに伴う生活への影響，それらの対策としてのリハビリを含めたセルフケア指導を行うことも大切な役割である．

　「治療中，治療後」には，継続的な機能や有害事象の評価と個々の状態に応じたリハビリの指導，継続のための動機づけ，自己効力感の向上，活力の回復の支援などを行う．患者自身も気づかない微妙な変化，改善の兆しを看護師が察知し，その変化を患者へフィードバックしたり，思いを聴くと患者のモチベーションや自己効力感は高まるだろう．また，思うように改善しない患者に対しても，日々取り組んでいる患者の態度を認め，評価することも大事なかかわりである．そういった丁寧なかかわりによって，がん患者は自立し，主体的に生きる根源となる活力や自信を再獲得することができる．それが QOL の向上につながる．

　リハビリのゴール設定や具体的方法を検討するうえで身体機能の能力に限らず，その人の生活習慣，社会的役割，価値観を把握することは重要である．

6 多様な場所で継続するがんリハビリテーション

がんリハビリは入院期間中の問題だけではない．病棟，外来，自宅(在宅)などの多様な場において，効果的に継続する必要がある．特に近年，がん治療は病棟から外来へと移行が進んでいるため，入院期間は非常に短く，その後，患者は自宅においても長期的にリハビリを継続することが求められている．それゆえ，医療者の指導が患者の生活に適したものでなければ継続できない．

また，患者がセルフリハビリを継続することによって自立し充実した生活が可能になり，QOL に影響する．つまり，QOL の向上は，患者がセルフリハビリに意欲的に取り組み，長期的かつ効果的に継続することをいかにチームとして支援するかにかかっている．

7 チームアプローチにおけるがんリハビリテーションと看護師の役割

がん患者は多様で複雑な問題を抱えている．患者の多様なニーズに応じて包括的ながんリハビリを多職種の専門性の高いチームにより提供する必要がある．多職種チームは**表 1-5** に示したとおり[4]，患者/家族を中心に医療者，ボランティア，チャプレンなども含む多職種で構成され，各々が専門性，役割を発揮し，協働していくことでチームアプローチが成り立つ．

多職種チームによるがんリハビリのゴールは，機能や能力を最大限にし，well-being を促進し，自己概念や患者の QOL を改善することである[4]．

入院中の患者がリハビリセンターで，機能訓練を行っている場合，多職種チームにおいて看護師はどのようなケアを患者へ提供できるだろうか．例えば，電子カルテによる情報や，あるいは理学療法士から直接申し送りされた情報に留まらず，さらに一歩，かかわりを深めたい．今日はどのようなメニューを行ったのか，どのように実施できたのかなど，具体的なことについて患者の言葉でフィードバックを受けるようなかかわりで

表 1-5 がんリハビリテーション多職種チームメンバー
(Cancer Rehabilitation interdisciplinary team members)

患者/家族	医師(身体)
プライマリーナース	主治医
栄養士	がんリハビリテーションクリニカルナース
作業療法士(OT)	スペシャリスト
理学療法士(PT)	薬剤師
レクリエーションセラピスト	チャプレン
言語聴覚士(ST)	ディスチャージプランナー(退院計画)
職業リハビリテーションカウンセラー	ソーシャルサービス
心理学者	ボランティア

(Beck LA : Cancer rehabilitation : does it make a difference? Rehabilitation Nursing 28(2) : 42-47, 2003)

ある．患者の体験を患者自身の声で聴くことによって患者がリハビリに対して，どのように思い，感じているのかが理解できる．また，リハビリを通して自分の身体的機能をどのように評価しているのか，さらにはリハビリへの士気，意欲あるいは改善しないもどかしさなどが聴けるかもしれない．患者自身も気づかない変化を看護師がみつけ，肯定的な評価を繰り返していくことは患者のモチベーションを高め，より積極的なリハビリの実施につながる．また外来においては，自宅での療養生活状況，リハビリの実施状況を聴くことからケアにつなげていくようなかかわりは大切である．

　特に看護師はがん患者/家族の直接ケアの役割だけでなく，患者の擁護者，代弁者としてリハビリチームの調整や連携，情報提供の役割も求められる．患者の生活面や社会的な役割も考慮したリハビリが展開できるように，個々の価値観やニーズに応じたゴール設定，計画が立案されるよう調整することも大事な役割である．

8　がんサバイバーとともに「新たな普通を探す」

　がんサバイバーはがんとともに，また，がん治療の影響を受けながらも「新たな普通」を探していくことを試みるという[7]．「新たな普通」を探し始めるには，患者自身が身体的，社会的な限界があるという現実を受け止め，がん治療後に続いて起こりうる変化に適応していく力を高めることが求められるだろう．現実を認識し，受け止めることにより次の歩みへと進むことが可能になる．したがって，前述してきたことに加えて，がんリハビリにおける看護師の役割として，個々のがんサバイバー自身が「新たな普通を探す(seeking a new normal)」ことへの支援も求められる．がんリハビリの過程でがんサバイバーが主体的に自分にとっての「普通」を見出せるよう，看護師は，がんサバイバーがさまざまな喪失，変化を含めた現実をあるがままに受け入れ，「普通」を探していく過程をともにし，支えていきたい．

引用文献

1) Predeger EJ, O'Malley M, Hendrix T, et al：Oncology rehabilitation outcomes over time：a mixed-methods approach. Oncology Nursing Forum 41(2)：E56-63, 2014.
2) World Health Organization：Rehabilitation. http://www.who.int/topics/rehabilitation/en/ (2015年12月9日アクセス)
3) 小松浩子：生活と健康．小松浩子，井上智子，麻原きよみ，ほか：成人看護学総論─系統看護学講座 専門分野Ⅱ 成人看護学[1]．p.60, 医学書院，2014.
4) Beck LA：Cancer rehabilitation：does it make a difference? Rehabilitation Nursing 28(2)：42-47, 2003.
5) National Institute for Clinical Excellence：Improving Supportive and Palliative Care for Adults with Cancer. National Institute for Clinical Excellence, 2004.
6) American Cancer Society：Listen with your heart-talking with the person who has cancer. http://www.cancer.org/acs/groups/cid/documents/webcontent/002873-pdf.pdf(2015年12月9日アクセス)
7) Sandsund C, Pattison N, Doyle N, et al：Finding a new normal：a grounded theory study of rehabilitation after treatment for upper gastrointestinal or gynaecological cancers—the

patient's perspective. European Journal of Cancer Care 22(2)：232-244, 2013.

（矢ヶ崎 香）

3 がんリハビリテーションの進め方

1 リハビリテーションプログラムの立て方

　リハビリ医学の最大の特徴は，患者を臓器レベルのみでとらえるのではなく，個人や社会的レベルにおいても評価を行い，問題点を整理したうえ，多職種チームで治療にあたるところにある．病気は治ったものの，その後に残された認知障害や運動障害を中心としたさまざまな障害に対してリハビリ医療を行うためには，従来の国際疾病分類(ICD)による医学的モデルでは不十分であることから，リハビリ医学においては，1980年にWHOにより制定された国際障害分類(International Classification of Impairments, Disabilities and Handicaps：ICIDH)およびその発展版である国際生活機能分類(International Classification of Functioning, Disability and Health：ICF)に基づいて，問題点を機能障害，活動制限，参加制約の3つのレベルに分け，問題点を整理する．図1-3にがん症例におけるICFの例を示した[1]．

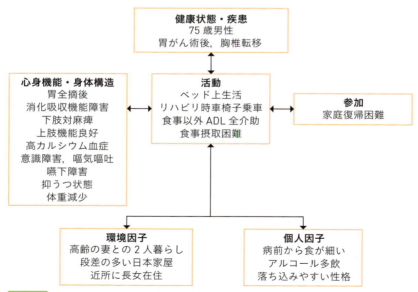

図1-3 国際生活機能分類(ICF)による評価の例

〔大野綾, 辻哲也：悪性腫瘍のリハビリテーション栄養. Monthly Book Medical Rehabilitation 143(増大号)：107-116, 2012 より〕

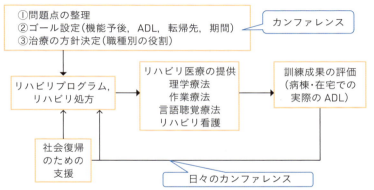

図 1-4 リハビリテーションの基本的な流れ

〔辻哲也：総論 処方のポイント．里宇明元，辻川将弘，杉山瑶，ほか（編）：もう悩まない！100 症例から学ぶリハビリテーション評価のコツ．Monthly Book Medical Rehabilitation 163（増刊号）：9-13，2013 より〕

リハビリを進めて行くうえでの基本的な流れを図 1-4 に示した[2]．リハビリチームの各職種による診察や評価をもとに問題点を抽出・分析し，その結果をカンファレンスで提示し，問題点を整理し，ゴール設定（機能予後，ADL，転帰先，期間）と治療の方針が決定される．それに基づいて，リハビリプログラム，リハビリ処方が作成され，リハビリ医療が提供される．リハビリの成果は病棟や在宅での実際の ADL の改善の程度で評価される．日々のカンファレンスを通じて，リハビリ処方が随時更新されるが，その際には各職種が情報を共有し，治療方針にずれが生じないようにする．症例の経過に応じてこのプロセスが繰り返されて長期目標に向かっていく．また，自宅復帰や社会復帰にあたっては，医療ソーシャルワーカーと協働して支援が行われる．

2 リハビリテーションの進め方

がんリハビリチームのメンバーは，医師（治療担当科，リハビリ専門医），リハビリ専門職（理学療法士，作業療法士，言語聴覚士，義肢装具士），病棟・外来看護師，医療ソーシャルワーカーなどで構成される．栄養サポートチーム，呼吸サポートチーム，緩和ケアチームなどのサポートチームとも緊密にコミュニケーションをとり，多面的・包括的にアプローチしていくことが求められる．

機能回復を目指してリハビリを行うということは，がん以外の患者の場合となんら変わらないが，原疾患の進行や治療に伴う機能障害の増悪，精神心理面，生命予後などに配慮が必要である．リハビリのかかわり方は，がん自体による局所・全身への影響，治療の副作用，臥床や悪液質に伴う身体障害に左右されるので，治療スケジュールを把握し，治療に伴う安静度や容態の変化をある程度予測しながらリハビリプログラムを作成する必要がある．そのためには，治療担当科の医師や病棟・外来看護師と，リハビリ専門職はカンファレンス（キャンサーボード）などを通じて，緊密にコミュニケーションを

とっていくことが必要である.

一方,看護師は,がん患者の日々の生活に接するなかで,疼痛や倦怠感などの身体症状,嚥下障害や筋力低下・拘縮などの機能障害,起居動作や移動能力,ADL 上の問題に早めに気づき,リハビリ専門職と協働し,適切な対策をとることができれば,患者の QOL 向上に大きく役立つ.また,すでにリハビリを実施している患者に対して,看護師はリハビリ専門職と連携し,リハビリ室で習得したスキルを病棟や自宅での ADL に汎化し,自主リハビリや介護者への介護指導を行うなどして,リハビリの成果を生活に活かしていく役割を担う.

3 がんリハビリテーションの実際

周術期リハビリテーション

表 1-6 に主な周術期リハビリプログラムの例を示した.周術期リハビリの目的は,術前および術後早期からの介入により,術後の合併症を予防し,後遺症を最小限にして,スムーズな術後の回復をはかることである[3].術前リハビリは,キーワードとして Prehabiliation とも称される[4].

リハビリチームは術前から積極的に介入することが求められる.術前の患者は,術後に生じうる障害や合併症,リハビリの内容,自宅退院や社会復帰までの流れについて不安を抱いていることが多いので,術前の落ち着いている時期にリハビリチームの立場から説明することにより,その不安を取り除くことができる.術前に患者と担当療法士が面識をもち,術後のリハビリの進め方や必要性を説明しておくことは,術後のリハビリに意欲的に取り組んでもらううえでも有用である.また,術前の呼吸リハビリのように,手術の前にリハーサルとして,腹式呼吸や排痰法,インセンティブスパイロメトリのやり方を習得しておくと,術後の実践の場面でもスムーズに導入が可能である.

放射線療法や化学療法中・後

放射線療法や化学療法中・後のがん患者では,体力・全身持久力の低下が多くみられる.また,この時期の患者に多くみられる全身倦怠感は,がん患者が経験する代表的な症状の 1 つであることから,がん関連倦怠感(cancer-related fatigue:CRF)と称される.CRF の発生頻度は,がん患者全体の 60〜90% という報告もある.CRF により活動量が低下するとともに,注意集中力の低下,意欲低下,感情コントロールの障害,睡眠障害などが生じ,体力・全身持久力の低下や ADL の障害をきたす要因にもなる[5].

CRF の根本的なメカニズムはいまだ不明確であるが,化学療法や放射線療法など治療の影響,栄養障害,電解質異常,脱水,貧血,呼吸機能低下,抑うつや不安などの心理的要因,不眠など多くの要因が複雑に関連して生じるとされる.

がん患者における体力・全身持久力の低下は,治療法の選択,生命予後,活動能力,

表 1-6　原発巣別の周術期リハビリテーションプログラム例

周術期(手術前後の)呼吸リハビリテーション	
食道がん	開胸開腹手術症例では全例が対象．嚥下障害に対する対応も行う
肺がん・縦隔腫瘍	開胸手術症例では全例が対象
消化器系のがん (胃がん，肝がん，胆嚢がん，大腸がんなど)	開腹手術では高リスク例が対象
頭頸部がんの周術期リハビリテーション	
舌がんなどの口腔がん，咽頭がん	術後の摂食嚥下障害，構音障害に対するアプローチ
喉頭がん	喉頭摘出術の症例に対する代用音声(電気喉頭，食道発声)訓練
頸部リンパ節郭清術後	副神経麻痺による肩運動障害(僧帽筋筋力低下)に対する対応
乳がん・婦人科がんの周術期リハビリテーション	
乳がん	術後の肩運動障害への対応，腋窩リンパ節郭清術後のリンパ浮腫への対応
婦人科がん	骨盤内リンパ節郭清後のリンパ浮腫への対応
骨・軟部腫瘍の周術期リハビリテーション	
患肢温存術・切断術施行	術前の杖歩行練習と術後のリハビリ．義足や義手の作成
骨転移(四肢長管骨，脊椎・骨盤など)	放射線照射中の安静臥床時は廃用症候群の予防，以後は安静度に応じた対応．長管骨手術(人工関節，骨接合)後のリハビリ
脳腫瘍の周術期リハビリテーション	
原発性・転移性脳腫瘍	手術前後の失語症や空間失認など高次脳機能障害，運動麻痺や失調症などの運動障害，ADL や歩行能力について対応．必要があれば，術後の全脳照射・化学療法中も対応を継続

QOL にかかわる重要な課題である．放射線や化学療法中・後に，運動療法(有酸素運動や抵抗運動)を定期的に行うことで，体力・全身持久力の向上だけでなく，CRF の改善や QOL への効果があることが報告されている[3, 5]．体力・全身持久力が向上すると，日常の活動を行う際に必要な消費エネルギーが減少し，CRF を生じにくくなり，活動量が増加し ADL が改善すると，活動範囲が拡大し社会的交流が増え，QOL の向上につながる好循環を生み出す．

末期がん

　緩和ケアにおけるリハビリの目的は，「余命の長さにかかわらず，患者とその家族の希望・要望(demands)を十分に把握したうえで，その時期におけるできる限り可能な最高の ADL を実現すること」に集約される[6]．医療においては医療者側のニーズ(needs)が優先されがちであるが，緩和ケアでは患者や家族の希望・要望をしっかり受け止めて緩和ケアチームで対応策を検討する必要がある．

生命予後が月単位と推定される場合には，潜在的な能力が生かされず，能力以下のADLとなっていることが多い．この時期には機能の回復は難しいが，リハビリの介入により，動作のコツや適切な補装具を利用し痛みや筋力低下をカバーする方法を指導するなどして，残存する能力をうまく活用してADL拡大をはかる．一方，生命予後が週・日単位と推定される場合には，疼痛，呼吸困難感，疲労などの症状緩和や精神心理面のサポートが主体となる．

4 がんリハビリテーションの注意点・リスク管理

表1-7はがん患者が安全にリハビリを行えるかどうかの目安である[7]．これらの所見に該当しても，必要な場合にはリハビリを実施するが，その場合には，リハビリ処方の際に運動負荷量や運動の種類の詳細な指示や注意事項を明記すると同時に，訓練時の全身状態の観察を注意深く行う必要がある．

がんの告知や病状についての説明

告知の有無は，医師がリハビリ処方を出す際に明記し，リハビリ専門職に周知徹底することが必要である．例えば，原発巣である乳がんは告知されていても，骨転移や脳転移については説明されていないこともあるため，患者・家族への説明の内容についても把握し，リハビリを実施するうえで十分でなければ，説明を追加する．

表 1-7　がん患者におけるリハビリテーションの中止基準

1. 血液所見：ヘモグロビン 7.5 g/dL 以下，血小板 50,000/μL 以下，白血球 3,000/μL 以下

2. 骨皮質の 50% 以上の浸潤，骨中心部に向かう骨びらん，大腿骨の 3 cm 以上の病変などを有する長管骨の転移所見

3. 有腔内臓，血管，脊髄の圧迫

4. 疼痛，呼吸困難，運動制限を伴う胸膜，心囊，腹膜，後腹膜への滲出液貯留

5. 中枢神経系の機能低下，意識障害，頭蓋内圧亢進

6. 低・高カリウム血症，低ナトリウム血症，低・高カルシウム血症

7. 起立性低血圧，160/100 mmHg 以上の高血圧

8. 110/分以上の頻脈，心室性不整脈

（Gerber LH, Valgo M：Rehabilitation for patients with cancer diagnoses. DeLisa JA, Gans BM (eds)：Rehabilitation Medicine：Principles and Practice (3rd Ed). pp.1293-1317, Lippincott Williams & Wilkins, 1998 より）

精神障害

　がん患者では精神心理的問題を抱えていることが多い．頻度の高いものとして，適応障害，うつ病，せん妄が挙げられる．適応障害では，リハビリが治療的アプローチ（支持的精神療法）となる．しかし，逆に不安や焦燥感が表出される場合もあるので注意して対応する[8]．一方，うつ病やせん妄に関しては治療が優先される．

骨髄抑制

　化学療法中や放射線治療中は骨髄抑制に注意を払う必要がある．

　好中球 500/μL 以下の場合は感染のリスクが高く，感染予防の対策が必要となる．ヘモグロビン量 10 g/dL 未満の場合には，運動時の貧血症状に注意する．血小板 20,000/μL 未満では，出血のリスクを伴うので，治療担当科医師からの許可のもと，必要最低限の注意深い運動，歩行，ADL 動作に留める[9]．

血栓・塞栓症

　進行がん患者では，凝固・線溶系の異常をきたしやすく，病状により安静が指示される場合も多いことから，血栓・塞栓症を生じるリスクが高い．下肢の深部静脈血栓（deep venous thrombosis：DVT）の臨床症候は，局所の浮腫・発赤・熱感，Homans 徴候（腓腹部の把握痛，足関節の他動的背屈により腓腹部に痛みが出現）である．DVT により生じた血栓が肺動脈に詰まり閉塞すると，肺血栓塞栓症（pulmonary thromboembolism：PTE）を生じ，完全に閉塞すると肺組織の壊死が起こり，肺梗塞をきたす．安静臥床時から初めての離床時に突然のショック症状で発症する場合もあるので，注意を要する．

　DVT が発見されれば，抗凝固療法が開始される．リスクが高い場合には下大静脈フィルターを挿入し，肺塞栓症の予防に努める．下肢のマッサージは禁忌となる．

悪液質

　進行がん患者では，悪液質も大きな問題となる．悪液質は，体重および筋肉量の減少によって定義される複合的疾患である[10]．飢餓状態では脂肪組織の減少が主であり，骨格筋の大きな喪失を伴わない．一方，悪液質では脂肪組織のみならず骨格筋の多大な喪失を呈することが飢餓状態との大きな違いである．中枢神経系に作用し食欲不振を生じるとともに，腫瘍産生因子や炎症性サイトカインが筋タンパク・筋線維の分解を促進し，それにより筋崩壊が生じることで筋萎縮・筋力低下が起こり，さらには，不動や活動性の低下による廃用性筋萎縮が進行し，身体活動が低下するという悪循環に陥ってしまう．

　進行がん患者においては，European Palliative Care Research Collaborative（EPCRC）による悪液質ガイドライン[11]などに則ってスクリーニングを実施し，悪液質に対して早期

がんリハビリテーションの進め方　21

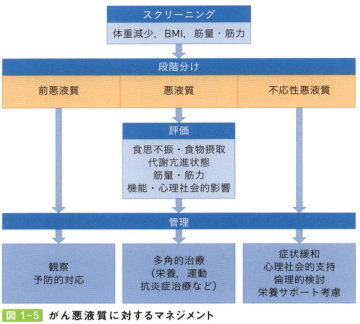

図 1-5 がん悪液質に対するマネジメント

〔Fearon KC, Glass DJ, Guttridge DC：Cancer cachexia：mediators, signaling, and metabolic pathways. Cell Metabolism 16(2)：153-166，2012 より一部改変〕

から適切なマネジメントを実施することが，限られた余命の間に全身倦怠感などの症状や身体機能の低下を生じさせないうえで重要である（**図 1-5**）[10]．

骨転移

　骨転移は脊椎，骨盤や大腿骨，上腕骨近位部に好発し，初発症状として罹患部位の疼痛を生じる．初期に病変を見つけ対処しないと，長管骨の病的骨折や脊髄圧迫症状による対麻痺や四肢麻痺，膀胱直腸障害を生じてしまう．適切な対応をとらず，歩行やADL向上の可能性の高い患者が安静臥床を強いられたり，病的骨折のリスクの高い患者や切迫骨折患者に免荷を指導せず，そのまま放置したりすることは避けなくてはならない．

　リハビリの目的は補装具の適応の評価，疼痛の軽減や病的骨折を避けるための基本動作・歩行訓練および ADL 訓練を行うことである．長管骨や骨盤の病変であれば松葉杖や歩行器などによる免荷歩行を指導し，頸椎，上位胸椎病変には頸椎装具，下位胸椎から腰椎の病変には胸腰椎コルセットの装着を検討する．

　リハビリに際しては全身の骨転移の有無，病的骨折や疼痛・神経障害の程度を評価，骨折のリスクを認識し，原発巣治療科医，腫瘍専門整形外科医，放射線治療医などと情報交換を行い，訓練プログラムを組み立てる[12]．骨転移カンファレンス（骨転移キャンサーボード）は，骨転移患者の治療方針とリハビリの方向性を決定するうえで有用である．

胸水・腹水

　がん性胸膜炎によって胸水が貯留している患者では，動作によって動脈血酸素飽和度が下がりやすいので，パルスオキシメータで動脈血酸素飽和度を随時チェックする必要がある．できるだけ少ないエネルギーで動作を遂行できるよう指導することやベッド上の体位を工夫したり，環境を整えたりすることも有効である．

　また，四肢に浮腫がみられる患者で胸水や腹水が貯留している場合には，圧迫やドレナージによって，急激に静脈還流量が増加すると，胸水や腹水が増悪する可能性がある．尿量，呼吸困難感や腹部膨満感といった自覚症状の悪化，動脈血酸素飽和度の低下などに注意しながら対処する．

引用文献

1) 大野綾，辻哲也：悪性腫瘍のリハビリテーション栄養．Monthly Book Medical Rehabilitation 143(増大号)：107-116，2012.
2) 辻哲也：総論　処方のポイント．里宇明元，辻川将弘，杉山瑤，ほか(編)：もう悩まない！100症例から学ぶリハビリテーション評価のコツ．Monthly Book Medical Rehabilitation 163(増刊号)：9-13，2013.
3) 日本リハビリテーション医学会がんのリハビリテーション策定委員会(編)：がんのリハビリテーションガイドライン．金原出版，2013.
4) Silver JK, Baima J：Cancer prehabilitation：an opportunity to decrease treatment-related morbidity, increase cancer treatment options, and improve physical and psychological health outcomes. American Journal of Physical Medicine & Rehabilitation 92(8)：715-727, 2013.
5) 日本がんリハビリテーション研究会(編)：がんのリハビリテーションベストプラクティス．金原出版，2015.
6) 辻哲也：進行がん・末期がん患者におけるリハビリテーションの概要．辻哲也(編)：がんのリハビリテーションマニュアル—周術期から緩和ケアまで．pp.254-266，医学書院，2011.
7) Gerber LH, Valgo M：Rehabilitation for patients with cancer diagnoses. DeLisa JA, Gans BM(eds)：Rehabilitation Medicine：Principles and Practice(3rd Ed). pp.1293-1317, Lippincott Williams & Wilkins, 1998.
8) 岡村仁：心のケアとリハビリテーション．Monthly Book Medical Rehabilitation 140：37-41，2012.
9) Stampas A, Smith RG, Savodnik A, et al：Hematologic complications of cancer. Stubblefield MD, O'Dell MW(eds)：Cancer Rehabilitation：Principles and Practice. pp.401-402, demos Medical, 2009.
10) Fearon KC, Glass DJ, Guttridge DC：Cancer cachexia：mediators, signaling, and metabolic pathways. Cell Metabolism 16(2)：153-166, 2012.
11) European Palliative Care Research Collaborative：Clinical practice guidelines on cancer cachexia in advanced cancer patients with a focus on refractory cachexia. http://www.epcrc.org/guidelines.php?p=cachexia(2015年12月9日アクセス)
12) 髙木辰哉：転移性骨腫瘍の治療戦略．大森まいこ，辻哲也，髙木辰哉(編)：骨転移の診療とリハビリテーション．pp.28-29，医歯薬出版，2014.

(辻 哲也)

第 2 章

手術療法に伴う
機能障害の
がんリハビリテーション

1 摂食嚥下障害のある がん患者のリハビリテーション
食道がん

1 手術療法に伴う機能障害のメカニズム

　「食べる」「飲む」という行動は，栄養の確保，味を楽しむ，家族や友人たちとのコミュニケーションの場となるなど，生活上で大切な意味をもっている．摂食嚥下障害による問題は，低栄養，脱水，窒息，誤嚥性肺炎などの医学的管理の面と，食べる楽しみの喪失という心理社会的問題を含んでいる[1]．摂食嚥下障害の原因として，脳血管障害，変性疾患，がんなどが挙げられる．なかでもがんにおける摂食嚥下障害は，①腫瘍そのものにより起こるもの，②治療により起こるもの，③腫瘍に関連して起こるものに分けられる（**表 2-1**）[2]．

　摂食嚥下障害の原因になるがんでは，脳腫瘍，頭頸部がん，食道がん，縦隔リンパ節転移に伴う反回神経麻痺などが挙げられるが，本項では食道がん術後における嚥下障害について解説する．

　食道がん手術の操作は頸部，胸部，腹部に及び，手術侵襲や術後の患者の負担も大きい．また，食道がん症例の多くは，高齢者，男性，喫煙者，酒豪であり，呼吸機能障害，肝障害などの基礎疾患も合併していることが多いため，術後のリハビリテーション（以下，リハビリ）を行うにあたって常にそれらを念頭に置かなければならない[3]．

食道がん術後の嚥下障害の原因

　食道がんの手術では頸部操作を行う必要があり，その際，総頸動脈内側で傍食道に位置する左右反回神経に沿ってリンパ節郭清が行われるため，反回神経麻痺を発症しやすい[3]．反回神経麻痺により，声帯麻痺をきたし，声門閉鎖不全を生じることで嗄声や嚥下障害が引き起こされる可能性がある．また，前頸筋群の切断により創部付近の瘢痕による喉頭挙上の制限から，誤嚥や咽頭残留などを生じやすい（**図 2-1**）[4]．さらに，残存食道と再建臓器との吻合部の瘢痕狭窄を生じることにより，食塊がうまく送り込まれず，狭窄部に溜まってしまうといった問題も生じることがある．

　食道がんは術後の嚥下障害だけではなく，術前にも腫瘍そのものによる圧排や狭窄，閉塞を生じることにより，飲み込みにくさやつかえ感といった症状を伴うことがある．それにより，摂取量が不足し低栄養を招く可能性もあるため，術前・術後ともに評価・アセスメントが大切となる．

表 2-1 がんに関連した嚥下障害の原因

分類	原因	具体例
腫瘍そのものにより起こるもの	口腔，咽頭，食道内腫瘤	• 腫瘤による閉塞 • 腫瘤の神経叢浸潤による運動障害
	縦隔腫瘍	• 反回神経麻痺
	脳腫瘍	• 上位運動ニューロンの障害
	脳幹部腫瘍	• 脳神経麻痺
腫瘍の治療に伴って起こるもの	手術	• 構造変化による機能障害 • 運動障害 • 知覚障害 • 線維化
	放射線療法	• 粘膜の炎症 • 唾液減少 • 線維化
	化学療法	• 粘膜の炎症
	薬物	• 抗コリン薬，オピオイドによる口内乾燥 • 抗精神病薬による運動障害
腫瘍に関連して起こるもの	全身状態の変化	• 衰弱 • 意識障害
	腫瘍随伴症状	• 高カルシウム血症
	免疫能低下に伴う変化	• 口腔，咽頭，食道粘膜の感染
	痛み	• 粘膜，歯，軟部組織の嚥下時痛
	口内環境変化	• 唾液分泌減少による口内乾燥

〔今井堅吾：がん関連の嚥下障害．嚥下医学 4(1)：5-12，2015 より〕

2 評価，アセスメント

　摂食嚥下リハビリは言語聴覚士や医師のみでなく，歯科医師や看護師，栄養士，理学療法士など多職種によるサポートが必要である．がんのリハビリテーションガイドライン[5]では胸部食道がん患者に対して多職種チームによる摂食嚥下リハビリにより術後肺炎の予防が可能となるため行うことが薦められている（Grade B）．

術前評価

　術前には，先にも述べたように，腫瘍そのものによる食道通過障害により，食事摂取量が不足し，体重減少や体力低下を生じていることが多い．術前には体重や栄養摂取状況を確認し，つかえ感などの症状のある患者にはミキサー食や補助栄養剤を紹介し，術前の栄養状態を改善させることが重要である[4]．また，食道がんの患者には高齢者も多

摂食嚥下障害のあるがん患者のリハビリテーション　27

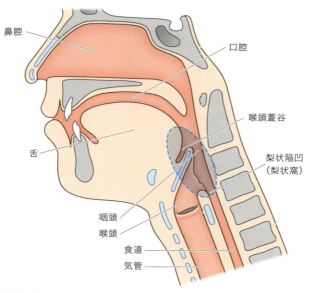

図 2-1　頭頸部の解剖
：咽頭残留．食道がん術後は，咽頭に食べ物などが残りやすくなり，残ったものが喉頭から気管へと落ちて誤嚥を生じる．

いことから，潜在的な嚥下障害を有している可能性もあるため，口腔期や咽頭期の嚥下障害を有していないかも嚥下スクリーニング検査で評価することが大切となる(**表2-2**)[6〜9]．特に，既往歴に脳血管疾患，誤嚥性肺炎，頭頸部がん治療，放射線治療がないかを確認することも重要である．また，口腔ケア指導や歯科治療を積極的に行うことにより術後の合併症を減少させるという報告[10]もあることから，1日3回のブラッシングを行うように指導する．

術後評価

　食道がん術後は，縫合不全がないと判断されてから，術前同様に嚥下評価を行う(**表2-2**)[6〜9]．嚥下評価の結果，正常もしくは軽度の場合は，経口摂取を開始し，経過を見ながら食物形態を変更していくが，特に食事開始から1〜2週は食事の姿勢，1回量と食事ペースに注意を払うように指導する[4]．食事開始後にむせや咳き込み，湿性嗄声，発熱，痰の増加などがみられる場合は誤嚥が疑われるため，嚥下内視鏡検査(videoendoscopic examination of swallowing：VE)，嚥下造影検査(videofluoroscopic examination of swallowing：VF)などによる検査を検討する必要がある．そのほか，食事後にめまい，動悸，発汗，悪心，嘔吐，腹部膨満感などの不快症状といったダンピング症候群が生じていないか確認する．

　術前から嚥下障害が疑われる誤嚥ハイリスク患者や，嚥下評価にて誤嚥や咽頭残留，湿性嗄声などの嚥下障害が疑われた場合には，VEやVFを行うことが望ましい．不顕性誤嚥(むせのない誤嚥)の評価は見逃しやすいため，嚥下の一連動作を観察できるVF

表 2-2 嚥下スクリーニング検査

検査名	検査方法
反復唾液嚥下テスト（RSST）	検者が被検者の喉頭隆起と舌骨に軽く指腹を当てて，喉頭挙上を確認する． 口腔内を湿らせたあとに 30 秒間に空嚥下を繰り返してもらう 判定：30 秒以内に 2 回以下が異常．3 回以上で正常
改訂水飲みテスト（MWST）	3 mL の冷水を舌の下に入れて，指示を出してから飲み込んでもらう．可能であれば，追加して 2 回つばを飲んでもらう[*1]． 2 回評点 5 が続けば終了，続かない場合は 3 回実施し点数がよいものを採択 評点 1　嚥下なし，むせる and/or 呼吸切迫 評点 2　嚥下あり，呼吸切迫（不顕性誤嚥の疑い） 評点 3　嚥下あり，呼吸良好，むせる or/and 湿性差声 評点 4　嚥下あり，呼吸良好，むせない 評点 5　4 点の症状に加え，空嚥下が 30 秒以内に 2 回可能
水飲みテスト	常温の水 30 mL を患者に渡し，「この水をいつも飲むように飲んでください」という．水を飲み終わるまでの時間，プロフィールを測定，観察する ● プロフィール 1. 1 回でむせることなく飲むことができる 2. 2 回以上に分けるが，むせることなく飲むことができる 3. 1 回で飲むことができるが，むせることがある 4. 2 回以上に分けて飲むにもかかわらず，むせることがある 5. むせることがしばしばで，全量飲むことが困難である ● エピソード すするような飲み方，含むような飲み方，口唇からの水の流出，むせながらも無理に動作を続けようとする傾向，注意深い飲み方など ● 判定 プロフィール 1 で 5 秒以内：正常範囲 プロフィール 1 で 5 秒以上，プロフィール 2：疑い プロフィール 3〜5：異常

*1　パルスオキシメータや頸部聴診法を併用

を行い，不顕性誤嚥の有無，どのような姿勢や食物形態が適しているかなどの情報を得る．反回神経麻痺を生じている場合は，嚥下障害の一因にもなるため，麻痺の有無を確認することが必要である．腫瘍の浸潤具合に応じて反回神経を切断していることもあり，この場合は反回神経麻痺の改善は見込まれない．反回神経麻痺では，声門閉鎖不全に伴う嚥下障害（誤嚥）を生じたり，効率のよい強い咳払いができず誤嚥した際，喀出が不十分となりやすい．また，気管切開により気管カニューレが留置されている場合にも，喉頭挙上の制限，喉頭閉鎖の減弱，喉頭の知覚や運動の低下などにより嚥下障害をきたしやすいので留意する[4, 11]．

　術後の吻合部狭窄や再建臓器による通過障害などは，つかえ感や逆流を生じる場合があるため症状の有無を確認する．症状が軽度の場合は摂取ペースや一口量の調整，食事形態の調整を行うが，つかえ感が強い場合は食事摂取量がさらに不十分となるため食道ブジーなどの外科的処置が必要となる．また，逆流を防ぐために食後すぐに横にならずに，30 分以上は椅子などによりかかって過ごしてもらうことも大切である．

摂食嚥下障害のあるがん患者のリハビリテーション　29

○**食事時の観察点（症状の有無について）**

- 食事や水分摂取時のむせや咳き込み
- 嚥下後の湿性嗄声（声やのどのあたりがゴロゴロしている，痰が絡んでいるような声）
- つかえ感
- 肺雑音
- 逆流
- 呼吸状態の変化（SpO_2 低下を含む）
- 痰の増加

3 手術前に行う摂食嚥下機能訓練に関するリハビリテーションの指導と実施

　嚥下訓練は，基礎訓練（間接訓練）と摂食訓練（直接訓練）の2種類に分類される．間接訓練は食べ物を用いない訓練であり，直接訓練は実際の食べ物を利用して行う訓練である．

　国立がん研究センター東病院では，周術期外来という部門において，看護師が呼吸練習，息こらえ嚥下などの指導を行っている．また，歯科受診時に，歯科治療や口腔ケアの指導が行われている．食道外科医が術前から嚥下機能の低下を疑う患者に対しては，術前より言語聴覚士が介入を行う．食道がん患者のなかには，術前に問題がないために積極的に自主練習を行わない場合もあるため，術後の嚥下障害のリスクについて説明し，理解させることも大切である．また，食道がん患者は低栄養であることも多いため，必要に応じて補助栄養の摂取を勧める．

　術前嚥下リハビリとして，**表 2-3**，**表 2-4**，**図 2-2**，**表 2-5**，**図 2-3**，**表 2-6** を行うことがある[12〜15]．

　術前に，「食事がつかえてしまう」「むせてしまう」「唾液も飲み込めずに吐き出してしまう」「発熱」などといった症状で食事がとれない場合は，腫瘍そのものによる食道通過障害や誤嚥を生じている可能性があるため，病院へ連絡をすべき事態であることを患者・家族に伝えておく．

表 2-3　嚥下体操

対象	全例
目的	食事前に準備体操として行う．全身や頸部の嚥下筋のリラクゼーションになる
方法	①口すぼめ深呼吸，②首の回旋運動，③肩の上下運動，④両手を頭上で組んで体幹を左右側屈（胸郭の運動），⑤頬を膨らませたり引っ込めたりする，⑥舌を前後に出し入れする，⑦舌で左右の口角に触る，⑧強く息を吸い込む（咽頭後壁に空気刺激を入れる），⑨パ，タ，カの発音訓練，⑩口すぼめ深呼吸 ①〜⑩を1セットとして行う
注意点	頸椎症など頸部の疾患がある場合は首の回旋運動を控える．めまいなどの症状に注意する

（藤島一郎：脳卒中の摂食・嚥下障害．pp.92-93，医歯薬出版，1993 を参考に作成）

表 2-4 嚥下おでこ体操（または頭部挙上訓練）

対象	喉頭挙上制限のある患者
目的	舌骨上筋群など喉頭挙上にかかわる筋の筋力強化を行い，喉頭の前上方運動を改善して食道入口部の開大をはかる．食道入口部の食塊通過を促進し，咽頭残留（特に下咽頭残留）を少なくする効果がある
方法	嚥下おでこ体操 ①持続訓練…ゆっくり5つ数えながら持続して行う ②反復訓練…1から5まで数を唱えながら，それに合わせて下を向くように力を入れる．あごの下を指で触れると筋収縮がわかる
注意点	症例によっては負荷が大きいので適宜，強度や頻度を調節する必要がある．頸椎症や高血圧患者には注意が必要であり，血圧を測定して行うことが望ましい

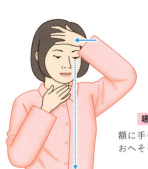
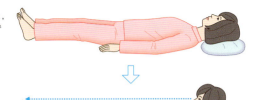

頭部挙上訓練
仰臥位で肩を床につけたまま，頭だけをつま先が見えるまでできるだけ高く上げる．

嚥下おでこ体操
額に手を当てて抵抗を加えおへそをのぞきこむ．

図 2-2 嚥下おでこ体操（または頭部挙上訓練）

表 2-5 息こらえ嚥下法

対象	声門閉鎖不全，反回神経麻痺，術後患者
目的	息をこらえることで声門を閉鎖し，声門下圧を上昇させ気道に入りにくくさせる．また，嚥下後の呼気で食塊を気道から排泄させる
方法	①鼻から大きく息を吸ってから，しっかりと息を止める ②食べ物（つば）を飲み込む ③勢いよく，息を吐く

〔藤島一郎：脳卒中の摂食・嚥下障害（第2版），pp.119-120，医歯薬出版，1998を参考に作成〕

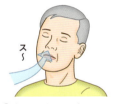
①鼻から大きく息を吸い込む

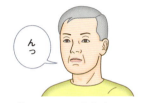
②しっかりと息を止める

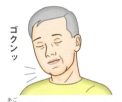
③顎を引き，息をとめたまま「ゴックン」と飲み込む

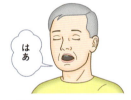
④口から息を吐き出す

図 2-3 息こらえ嚥下
息こらえ嚥下はむせずに飲みこめるようになるために有効である．

表 2-6	口腔ケア
対象	全例
目的	誤嚥性肺炎予防
方法	術後患者は食事を摂取していないため，口腔ケアの回数が少なくなりがちである．術後早期に患者自身で行える場合はブラッシングを1日3回行ってもらう．セルフケアが十分にできない患者の場合は，介助磨きやスポンジブラシでのケアを行う

〔二木寿子，稲井裕子：周術期の口腔ケア．嚥下医学 4(1)：13-19, 2015 を参考に作成〕

表 2-7	のどのアイスマッサージ
対象	嚥下障害をもつ患者全般
目的	嚥下反射を誘発する
方法	凍らせた綿棒に水をつけ，軟口蓋や舌根部を軽く2，3回刺激したあと，すぐに空嚥下をさせる．嘔吐反射(咽頭反射)のない人は咽頭後壁までも軽くマッサージしたり，数秒間触れているとよいこともあるが，強い場合，前口蓋弓のみならず，舌後半部や舌根部，軟口蓋や咽頭後壁の粘膜面を軽くなでたり，押したり，マッサージをしたあとに空嚥下をさせる
注意点	嘔吐反射(咽頭反射)が強い場合には行わないこと．綿が棒からはずれないようにしっかり巻き付けた綿棒を使用する

4 手術後（入院中）に行う摂食嚥下機能訓練に関するリハビリテーション

摂食嚥下機能訓練の具体的な方法

　食道がん術後の嚥下障害は，反回神経麻痺や喉頭挙上の制限などに伴う咽頭期の障害であることが多く，メンデルソン手技，裏声発声，息こらえ嚥下法，Pushing exercise などを中心に訓練を行う[16, 17]．直接訓練では頸部前屈位，横向き嚥下(頸部回旋)，息こらえ嚥下などを用いる(**表 2-10**，p.35)．国立がん研究センター東病院では，間接訓練の内容を表にして，実施回数をセルフチェックをしながら取り組んでもらっている．

　訓練の具体的な方法として，口腔ケア(**表 2-6**)[18]，呼吸トレーニング(胸郭可動域訓練，口すぼめ呼吸，腹式呼吸など)[19, 20]，のどのアイスマッサージ(**表 2-7, 図 2-4**)[21, 22]，プッシング・プリング訓練(pushing exercise)/(pulling exercise)(**表 2-8**)[23, 24]，メンデルソン手技(**表 2-9**)[25, 26]，嚥下おでこ体操(**表 2-4**)，息こらえ嚥下法(**表 2-5**)がある．

　経口摂取が可能と判断された場合は，食べ物を用いた直接訓練が開始となるため，評価に基づいて，適切な姿勢や食物形態を指導する．

　食物形態は，まずゼリーから開始し，むせや発熱などの症状がない場合は，ミキサー食，きざみ食，軟菜食のように段階的に食物形態を変えていく．すぐに腹満感を生じる場合には，1回量を減らし分食にするが，必要栄養量に満たない場合は，補助栄養をおやつ代わりに摂取することもある．特に水分でむせやすい患者は水分摂取量が少なく脱

32　第2章／手術療法に伴う機能障害のがんリハビリテーション

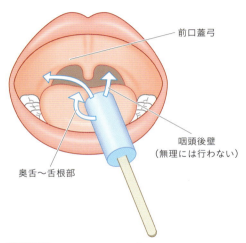

図 2-4 アイスマッサージ

表 2-8 プッシング・プリング訓練(pushing exercise)/(pulling exercise)

対象	反回神経麻痺，挿管後など局所的な感覚運動低下により声門閉鎖不全がある患者
目的	軟口蓋の挙上，声帯の内転を強化して誤嚥を防止する．声門閉鎖不全を強化する
方法	①壁や机を押す，肩からこぶしを振り下ろすなどのプッシング動作を練習 ②動作とともに「えい」「あー」などの声を出す ③ある程度響く声が出るようになったら徐々に動作を減らしていく プッシング動作の代わりに，椅子の底面や肘掛けを引っ張ったり，両手を前でつないで外側へ引っ張るというプリング動作でもよい．声を出さずに強い息止めだけを行う方法もある
注意点	高血圧，不整脈など循環器疾患がある場合には，症状を悪化させる場合があるため適応を十分に検討する．大きな声を出させないようにし，のどに痛みが生じる場合は中止する

表 2-9 メンデルソン手技

対象	舌骨，喉頭挙上不全，咽頭収縮不全，食道入口部開大不全などにより咽頭残留がある患者
目的	舌骨と喉頭の挙上量の拡大と挙上持続時間の延長，咽頭収縮力を増加させる
方法	①ごくんとしたときに，のど仏が一番上に上がったところで数秒間留める ②力を抜いて，嚥下前の状態に戻す はじめは訓練者が手を添えて喉頭挙上を介助するのもよい
注意点	メンデルソン手技の欠点は，手技の指導が難しいことである．喉頭が挙上している間は息ができないことを患者に伝えることが必要である．呼吸不全など呼吸を止めていられない患者には行わない

水になりやすいため，ゼリー飲料やとろみ剤を使用してこまめに摂取するよう指導する．

また，食道がん術後は姿勢も大切である（図 2-5，表 2-10）[27, 28]．術後は再建された食道の通過が不良となったり，咽頭残留を生じることがあるため，頸部を上げたままでは咽頭残留や誤嚥をする可能性がある．そのため，頸部前屈位や複数回嚥下，一口量の調整などを行う．反回神経麻痺を伴う患者には，横向き嚥下を用いることにより，誤嚥や咽頭残留が軽減しやすい．また，VE や VF にて咽頭通過に左右差がみられる場合も，横向き嚥下をすることで梨状陥凹（梨状窩）の残留をクリアにすることができる（例えば右を見て嚥下をすると左側に残留した食塊をクリアにすることができる）．

退院時にも嚥下障害が残存している場合には，食事の摂取方法や食物形態などを患者のみならず，家族にも指導を行う．状況に応じて言語聴覚士による嚥下リハビリを継続し，言語聴覚士がいない場合は訪問看護につなげる場合もある．退院後も体温や体重の測定，食事量などのモニタリングを継続してもらうことが大切である．もし，発熱やむせ，つかえ感などの症状による食事・水分摂取量の減少，痰や咳の増加などが生じている場合は，病院に連絡する状況であることを患者・家族へ指導することも大切である．

退院後には食事を含めた生活指導も患者の栄養状態の維持・向上につながるため[29]，積極的に行うよう努めたい．

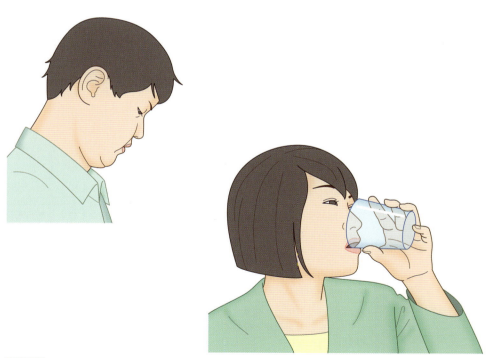

図 2-5　頸部前屈位と横向き嚥下（頸部回旋）

表 2-10 摂取時の工夫について（直接的嚥下訓練）

	対象	目的	方法
頸部前屈位	全例	頸部前屈をすると気道が保護され誤嚥が防止される．また，嚥下反射が誘発されやすい	「おへそを覗き込むようにしてください」と指示し，第1頸椎〜第7頸椎(C1〜C7)まで緩やかに屈曲させる
横向き嚥下（頸部回旋）	反回神経麻痺，咽頭残留が多い，咽頭通過が不良な患者（頸椎疾患患者では回旋によるめまいなどの症状に注意する）	食塊を咽頭の非回旋側へ誘導し，誤嚥の防止や咽頭残留を軽減させる．声帯麻痺がある場合は，麻痺側へ回旋させる場合が多い	咽頭機能の悪い側（患側），食道入口部の開大不全を認める側に頸部を向けた後，嚥下をする
複数回嚥下	咽頭残留のある患者	一口につき複数回嚥下を行うことで咽頭残留を除去し，嚥下後誤嚥を防止する	1回嚥下した後，咽頭残留感の有無にかかわらず「もう1回つばを飲み込んでください」と空嚥下を指示する
随意的な咳	誤嚥のある患者	咳を意識的にすることで気道に入りかかった食塊を喀出する	随意的に咳をさせる．認知不良の患者には，適宜声掛けを行う

引 用 文 献

1) 本多知行：リハビリテーション医学と摂食・嚥下障害の今日的課題．本多知行，溝尻源太郎（編）：医師・歯科医師のための摂食・嚥下障害ハンドブック．pp.9-11，医歯薬出版，2000.

2) 今井堅吾：がん関連の嚥下障害．嚥下医学 4(1)：5-12，2015.

3) 瀬戸泰之，福田俊，山口俊晴：消化器外科 食道癌標準手術(1)．Journal of Clinical Rehabilitation 16(4)：312-315，2007.

4) 辻哲也：各臓器別の癌の特徴と診断・治療・リハビリテーションの要点．辻哲也，里宇明元，木村彰男（編）：癌のリハビリテーション．p.224，金原出版，2006.

5) 日本がんリハビリテーション研究会（編）：がんのリハビリテーションベストプラクティス．p.39，金原出版，2015.

6) 藤島一郎：脳卒中の摂食・嚥下障害（第2版）．p.58，医歯薬出版，1998.

7) 小口和代，ほか：機能的嚥下障害スクリーニングテスト「反復唾液嚥下テスト」(The Repetitive Saliva Swallowing Test：RSST)の検討(1)正常値の検討．リハ医学 37(6)：375-382，2000.

8) 前掲6)，pp.58-59.

9) 窪田俊夫：脳血管障害における麻痺性嚥下障害—スクリーニングテストとその臨床応用について．総合リハビリテーション 10(2)：271-276，1982.

10) 河田尚子，岸本裕充，花岡宏美，ほか：食道癌術後肺炎予防のためのオーラルマネジメント．日本口腔感染症学会雑誌 17(1)：31-34，2010.

11) 大宿茂，桑村圭一，玉木紀彦：気管切開患者の誤嚥の評価—Blue Dye Marker 法の手法と有用性．日本摂食・嚥下リハビリテーション学会誌 2(1)：44-48，1998.

12) 藤島一郎：脳卒中の摂食・嚥下障害．pp.92-93，医歯薬出版，1993.

13) 聖隷嚥下チーム：嚥下ポケットマニュアル（第3版）．p.292，医歯薬出版，2011.

14) 日本摂食嚥下リハビリテーション学会医療検討委員会：訓練法のまとめ(2014版)．日本摂食嚥下リハビリテーション学会誌 18(1)：62-64，2014.

15) 前掲6)，pp.119-120.

16) 安藤牧子：がんセンターにおける言語聴覚士の役割．言語聴覚研究 3(1)：44-47，2006.

17) 坪佐恭宏，佐藤弘，根本昌之，ほか：胸部食道癌根治術後の嚥下障害に対する摂食嚥下リ

ハビリテーションの施行経験．日本消化器外科学会雑誌 38(5)：571-576，2005.
18）二木寿子，稲井裕子：周術期の口腔ケア．嚥下医学 4(1)：13-19，2015.
19）前掲12)，p.219.
20）前掲14)，65-66.
21）前掲6)，pp.105-106.
22）前掲14)，68-69.
23）柴本勇：第4章 基礎的嚥下訓練のリスクマネジメント．藤島一郎，柴本勇(監修)：動画でわかる摂食・嚥下障害患者のリスクマネジメント(動画でわかるシリーズ)．pp.45-46，中山書店，2009.
24）前掲14)，67-68.
25）前掲23)，pp.55-56.
26）前掲6)，p.109.
27）前掲6)，pp.222-223.
28）前掲14)，55-89.
29）松原弘樹：摂食・嚥下障害の栄養ケア—摂食・嚥下障害に対するチームアプローチ(病院における取り組み)．臨床栄養 119(4)：460，2011.

（飯野 由恵）

日常生活に関する患者・家族の教育・支援

　食道がんの手術後に起こる摂食嚥下障害は，手術後の検査で反回神経麻痺などの診断を受け，言語聴覚士(以下，ST)や摂食・嚥下障害看護認定看護師など専門スタッフによる嚥下訓練を必要とする場合と，摂食嚥下障害と診断はされないが，術式の特徴である，頸部での残存食道と再建臓器の吻合部に瘢痕狭窄が起こることで，食塊がうまく送りこまれず狭窄部にたまる食道期の摂食嚥下障害，器官周囲のリンパ節郭清に伴う前頸筋群の切離に伴う術創付近の瘢痕による喉頭挙上の制限から，誤嚥や咽頭残留など咽頭期の障害が生じる場合がある[1]．医療者は，摂食嚥下訓練を受けている患者へのケアと同時に，潜在的な摂食嚥下障害を有する患者の発見および，肺炎などの2次的障害を回避するための日常的なリハビリを視野に入れる必要がある．なかでも昼夜を問わず患者のそばにいる看護師には，患者の入院中の様子から，常に退院後の生活を意識し，患者が自律して対処行動をとれるように支援する役割がある．

　また，食道がんの手術による影響は，呼吸や水分補給・栄養など生命の維持に関連したことだけでなく，味わう，食事を楽しむ，他者とのコミュニケーションといった，患者個々の価値観や生きる意味に直結した問題に及ぶ．食道がんの手術を受ける患者が，人間の欲求において，生理的・安全などの段階から上位の自己実現の段階まで多岐にわたり影響を受けるということを看護師は十分に認識する必要がある[2]．

専門スタッフによる摂食嚥下訓練を行っている患者への継続ケア

　術後早期に，反回神経麻痺と診断され，STや摂食・嚥下障害看護認定看護師などが介入している患者には，一定のプログラムを用いた摂食嚥下訓練が行われている．このような患者に医療者が行うべき支援は，専門スタッフによる訓練内容の把握と，日常生活動作に置き換えた訓練内容の継続であり，常に退院後の生活をイメージした実施状況の観察と，患者のセルフマネジメント力の向上を目指すかかわりが必要となる．

　摂食嚥下訓練に携わる専門スタッフが1日のうち患者にかかわる時間は限られてい

るため，残りの時間に行われる食事，飲水，唾液の飲み込み，体位の工夫などが訓練通りに行われなければ，効果は期待できない．昼夜を問わず患者と接する機会をもつ看護師は，摂食嚥下訓練の概要と患者の進捗状況について情報を共有し，病棟の生活動作の中で，訓練内容が実施されているか，患者の意識，無意識的な動作や症状に肺炎などの危険に結びつく状況はないかなどを観察し，正しい方法を指導するとともに，専門スタッフにフィードバックする役割がある．これによって患者は，個々に合った最良のケアや訓練を受けることが可能になる．ここでは，訓練時間以外の観察，指導，専門スタッフとの共有のポイントについて述べる．

　まず日常生活における患者の観察するポイントは，食事や飲水時のむせや咳嗽，食後，飲水後の咳嗽の有無，指導されている体位や嚥下方法の実践，食事のスピード，食事中の会話や食事への集中，睡眠中の体位や咳嗽，逆流の有無であり，これらの症状と，発熱・呼吸音などバイタルサインとの関連付けが重要である[3]．これらの観察は，摂食嚥下訓練を受けている患者に限らず，食道がんの手術を受けた患者すべてに行うべき観察項目である．食道がん手術により残存食道と再建臓器の吻合部の瘢痕や，器官周囲のリンパ節郭清に伴う喉頭挙上の制限などの要因があり，誰でも摂食嚥下障害を起こす可能性があるためである．

　次に，指導については，訓練時間には正確な方法を心掛けている患者も，日常の中で気を抜いたときや睡眠中などの無意識のときに，正しい体位や摂食，飲水方法が行えず，誤嚥を起こすことがある．実際の状況を確認し，その都度再指導することや，失敗などの経験を通して，自己の日常生活の特性や留意するポイントを想起させるようにかかわることが重要である．ここでの指導は，患者が自律して訓練を継続することや，セルフマネジメント力の向上につながる支援になる．また，訓練中の患者は，呼吸や嚥下を常に意識することや，咳嗽や逆流などの苦痛から，回復に対する疑念や，社会復帰への不安を抱きやすい．このような患者の精神的負担は，訓練継続の障壁につながり，回復遅延を引き起こすこともある．看護師は，単に訓練の実態だけを観察し指導するのではなく，患者がこの状況をどのように感じ，生活や人生にどのように意味や価値を関連づけているのか，退院後の生活における精神面に対する支援者の存在などを含めた観察と，患者が思いを表出しやすい環境を整備すること，そのうえで患者にあった助言や指導を行うことが大切である[4]．

　専門スタッフ間では，口頭と記録によるコミュニケーションツールを駆使し，患者の状況を正確かつタイムリーに把握することで，使用する言語や価値観の異なる多職種が，効果的，効率的に連携できるような情報共有を目指す必要がある．訓練内容の実施や，勤務帯で起こった事象，継時的な観察などは，カルテにその都度記載することで，どの医療者もタイムリーに患者の情報を確認できる．

　一方，訓練に付随した，患者の変化や気持ちの表出，今後の方向性の相談などについては，記録物だけでは十分に伝わらないこともある．このような内容については，多職種が顔を合わせて共有する場を設けることが望ましい．多職種間の情報共有において，中心的な情報源をもちうる看護師は，記録内容の精査および，情報共有に適した場の調整をする必要がある．記録だけで共有する内容については，本当に必要な記録内容が記

摂食嚥下障害のあるがん患者のリハビリテーション　37

載されているか，多職種にも理解可能であるか，患者の問題がタイムリーに看護計画として立案され，観察項目や記録内容に反映されているか，定期的な看護計画の見直しと評価は患者の状況に合致しているかなどの観点から精査する．また口頭での情報共有では，直ちに知らせる必要がある内容か，カンファレンスなど改めて時間を調整する内容かを判断すること，どのような手段で連絡することが適切であるか，カンファレンスであれば，その目的や目指すポイント，参加者の選定，時間帯などを調整する役割がある．

術前からの習慣化

　食道がん手術の影響による摂食嚥下障害の発症について，手術前から予測することは難しい．しかし，多くの食道がん患者は，手術部位の特徴から，呼吸，嚥下など，手術直後から常に意識を集中せざるを得ない部位に傷を抱え，違和感や呼吸苦，飲み込みにくさなどに悩まされる．手術前に十分なイメージをもち，手術後に実施する訓練内容や対処方法を身につけておくことは，術後回復や訓練場面，効果的なセルフマネジメントにおいて役立つ．

　例えば，口すぼめ呼吸や，息こらえ嚥下（図 2-3, p.31），顎引き嚥下[5]などは，手術後の創痛などを経験するなかで初めて実施するよりも，手術前から練習し習得しておくことで，手術後の訓練にスムーズに導入できるほか，退院後の生活においても重要であるため，術前オリエンテーションに取り入れるのが望ましい．また常に口腔内が清潔に維持されていることは，誤嚥しやすい状況にある患者の肺炎予防に直結するため，口腔から上気道にかけての管理は重要である[6]．口腔ケアや歯磨き指導も併せて行う．

5　退院後─日常生活の中で行うセルフリハビリテーション

　近年，食道がんの手術では，胸部食道がんにおける頸部・胸部・腹部の 3 領域リンパ節郭清に代表される手術術式の定型化および標準化，鏡視下手術での低侵襲化手術方法[7]などの導入による術後の機能障害の改善や，ERAS（enhanced recovery after surgery）[8]による回復過程の強化が多職種連携のもと行われている．しかし，食道がんの切除部位である上部消化器の形態や機能の変化は，手術後の回復過程の阻害要因となる体重減少[9]，逆流[10]，狭窄[11]，反回神経麻痺[12]などを引き起こし，いまだ患者の手術後の生活や QOL に大きな影響を与えている．

　このようななか，多くの患者は，手術後の急性期を過ぎると，栄養摂取や活動量，手術後の症状などが十分に安定していない時期でも退院を迎えることから，患者自身が，入院中に受けた指導や訓練の継続，新たに起こる症状への適切な対処など，主体的なセルフマネジメント力を身につけておく必要がある．特に退院後の約半年は，さまざまな症状や徴候，体重減少を経験し，その種類や出現頻度は個別性が高い．また，早急に医療者に知らせるべきか自己で対処すべきかを判断することの難しさと，医療者への遠慮が加わることで，苦痛を我慢し，悪化してから受診する患者も少なくない．

38　第 2 章／手術療法に伴う機能障害のがんリハビリテーション

食道がん手術後の回復過程では，摂食嚥下機能を改善した栄養摂取の促進，身体活動の促進，患者自身のセルフマネジメント力の向上が重要な要素になる．医療者は，退院後に患者が抱える可能性のある困難を十分に認識し，入院中はもちろん，入院前から，これらを支援するとともに，退院後にかかわる外来スタッフをはじめ，地域医療者とも協働しながら患者を支援できるような体制を整備することが大切である．

適切な栄養摂取の促進

食道がん手術による胃の部分的な切除や，胃管再建による貯留機能の減少など，機械的な要因で1回の食事摂取量は減少する．また，食道切除により，逆流防止機能がなくなることで起こる逆流や，再建部位の瘢痕化に伴うつかえ感，狭窄なども食事摂取困難の要因となる．患者にとって，食事摂取の妨げとなる症状は，苦痛の感覚と同時に，病状の悪化や再発を想起させ，不安や恐怖，適応障害や抑うつ[13]，倦怠感[14]などを引き起こすこともある．医療者は，患者の抱える症状や苦痛を，身体面だけでなく心理社会面を含む全人的な側面で理解し，個々の特性に合わせた対処方法の獲得を支援する必要がある．

一方で，食道の手術は胃切除とは違い，胃の機能は残っていることから，医療者は，患者の摂食嚥下機能の状況に合わせて，訓練を推進するとともに，食事摂取方法や食事時間のタイミングの工夫により，効果的な栄養摂取を支援する必要がある．

反回神経麻痺による摂食嚥下障害

反回神経麻痺による摂食嚥下障害は，誤嚥から肺炎につながり生命の危機に直結する可能性がある．入院中に診断を受けた患者は，訓練の継続とともに，その必要性の意味付けを理解し，日々の状態観察，危険回避を実践する必要がある．具体的には頸引き嚥下や息こらえ嚥下を日課として行い，食事や飲水時の誤嚥を防ぐような嚥下ができているか観察する．嚥下がうまくいかないと，誤嚥が発生し，誤嚥が持続することで肺炎になるからである．肺炎の徴候としては，発熱，湿性咳嗽，呼吸困難などがあり，肺炎は生命の危機に直結する重大な問題であるため，病院に連絡をする必要がある．そのように重大な事態につながらないよう，誤嚥を回避する訓練を行う．そして，そういった一連の解釈と，訓練の必要性，確実な実践を関連付けられることが重要である．退院時や外来での継続支援の際に，患者の言葉から確認し，実践できている場合には，十分に承認し，患者のモチベーションを高めるよう支援する．

逆流

逆流は，食道が本来もつ逆流防止機能がなくなることによって起こる症状であり，1回の食事摂取量や，胃液の分泌状況，食直後や睡眠中の体位に影響を受けることが多い．入院中に経験していない患者が，退院後の食事摂取量の変化によって発生するケー

スもある．逆流や嘔吐が繰り返されると，食欲減退をはじめ，咽頭の粘膜炎や浮腫により誤嚥のリスクが高まる．また，このような状況が続くことで，患者は症状の出現を恐れ，食事を回避したり，外食や他者との会食の機会を避けたりするようになる．食事の楽しみや，食事を通したコミュニケーションの機会が術後の症状によって奪われることになる．医療者は，患者自身が逆流の発生機序を理解し，食事のタイミングや体位の工夫により，退院後の生活を自分らしく過ごすことができるように支援することが大切である．

　退院後の生活は，常に医療者がかたわらにいる入院中の環境とは異なるため，外来受診時に，日常の情報を正確かつ効率よく医療者に伝えることが，その後の適切な対処方法の検討や獲得に大きく影響する．そのため，患者による自己観察において重要な点は，逆流や嘔吐の有無，逆流のきっかけ(曖気，咳嗽など)，食事摂取に関連した発生の時間帯，発生頻度，体位との関係など，症状とそれに付随した日常生活動作の相互関係やタイミングを明確にすることである．

逆流の対処方法

　対処方法としては，食直後に毎回逆流が起こる場合や，食事に関係なく逆流が起こり嘔吐を伴う場合は，胃液の分泌を抑制するための薬剤処方が必要な場合もあるため，医師に相談する．下を向いたタイミングに逆流が起こる場合や，夜間睡眠中に逆流を経験している場合は，食直後に 30 分程度は座位で過ごすことや，夕食の摂取時間や摂取量を調整する．睡眠中の逆流については，睡眠時の体位を確認し垂直に寝ているようなら，上半身のギャッジアップを試みる．その際，布団を使用している場合や，ギャッジアップの機能がないベッドなどでは，上半身部分に座布団などを数枚重ねて布団を敷くなど，患者の日常生活の状況や条件を尊重し，具体的な助言を行う．

つかえ感，狭窄

　手術の再建による吻合部の瘢痕化や縫合不全が原因となり，狭窄や瘢痕部位のつかえ感などが起こる場合がある．前者は入院中から内視鏡的ブジーなどを施していることが多いが，後者は，退院後数か月経過する頃に発生する場合がある．いずれもつかえ感から狭窄に移行し，食事摂取を困難にする要因となる場合や，つかえ感に気づかず古い食塊が長く食道に留まってしまうケースがある．つかえ感は，一時的か，徐々に進行するのかを見極める必要があるため，つかえ感の有無，食事摂取量，症状と食事内容，一口量，咀嚼にかかる時間，嚥下時の飲水追加の有無と量などについて，実際の状況と経過を観察することが重要である．症状が進行し，狭窄になっている場合には，機械的に食道を広げるためのブジーを施行する必要がある．この観察を怠ると，食事摂取量が減少し，栄養，水分不足に陥る．患者によっては，飲水で食塊を落とし込むことが習慣化し問題に気づかないこともあり，気づいたときには水分も入りづらい状態で衰弱しているケースもある．そのため，日々の継時的な観察と記録の実施，医療者への連絡などは重要な指導のポイントである．また，退院後の回復過程において，瘢痕部位に感じるつか

え感を不快に感じる患者もいる．この場合は，咽頭あたりに常につかえ感を感じることの苦痛を理解したうえで，回復過程に多く経験する症状であり，徐々におさまっていくこと，ほかの患者も経験していることが多く，異常ではないことなどを説明し，自分なりの対処や頑張っていることを認めるような声かけを行うといった対応をしてほしい．

ダンピング症状

　食道がん術後のダンピング症候群は，胃管再建による胃貯留能の低下により，一気に小腸に食物が流れ込むことよって起こることが多い．入院中にダンピング症状を経験する患者もいるが，退院までの食事形態や食べる速さが退院後には手術前の習慣に戻ることから，退院後にダンピング症状を経験する患者も少なくない．十分に咀嚼し，ゆっくり摂取することを遵守する必要があるため，外来受診時には状況を確認し，摂取方法について再度指導し，習慣化させることが重要である．また，ダンピング症候群による症状で，吐き気や下痢，めまいなど激しい症状は患者自身が自覚するが，なかには，低血糖による倦怠感のみが出現し，患者が症状に気づかないケースもある．患者自身が自覚し症状を回避するための行動変容が起こらなければ改善しないため，医療者が患者への聞き取りにより事実を導き出すことが重要である．例えば，患者から「最近だるくて運動はしていません．体の状態は問題ないと医師からは言われたが，再発でもしているのかと不安に思っている」という一見，運動に関する課題と思われる発言がある場合，実は，食後のダンピング症候群による低血糖が原因で倦怠感が起こり，体を動かすことが苦痛だったために運動ができないという発言につながっていることがある．この場合，医療者は，一概に患者の訴える言葉だけにとらわれるのではなく，倦怠感の起こる時間帯や波，めまいや欠伸などの有無などを確認し，食事摂取時間や摂取量，摂取時間などを併せて聞き取り，患者にダンピング症候群の可能性と摂食方法の注意，低血糖時の対処方法を説明し，患者自身の観察を強化するよう指導し，また，その後の経過を伝えるように指導する．

　このように，患者と医療者の接する時間が短い外来で，効率的，効果的に問題を抽出し解決するためには，患者自身の正確な自己観察はもちろん，医療者の多様な知識と，患者の課題を明確に引き出すためのコミュニケーションスキルが求められる[4]．

身体活動の促進

　食道がん手術による身体的な侵襲は大きく，術後は身体機能が低下し，健康関連のQOLにも影響する[15]．術後の急性期を経て，早々に自宅での生活に移行する患者は，栄養状態も十分でないなか，体力の低下とともに，気力も低下していることが多い．このような状況で身体活動を促進するのは困難な面もあるが，この時期の運動不足が食欲低下や便秘につながり，それらに伴う苦痛症状から運動への気力が阻害されるという負のサイクルに陥る．そしてさらに，負のサイクルは，不安や不眠，抑うつ状態をもたらし，回復を大きく遅延させる危険性がある[16]．医療者は，食道がん手術後の患者が心身

摂食嚥下障害のあるがん患者のリハビリテーション　41

ともに回復できるよう全人的に支援する必要がある.

　入院中は，一定のプログラムによってリハビリを行っていた患者も，退院後の日常生活のなかで，これらを転用し応用するのは難しい．また，回復過程にある身体状態では，「病人なのだからあまり動かず自宅でじっとしているように」「季節から外を歩き回って風邪でもひいたら大変」と，家族や本人が解釈し，初回外来では，退院直前と別人のように衰弱しているケースもある．まずは，入院中のリハビリを遂行している段階から，退院後の継続の必要性，運動を怠ることで起こる弊害などについて，十分に説明する必要がある．また入院中のリハビリのメニューや，歩行した距離や時間を覚えておき，散歩コースなどを計画する際の参考にすることや，自宅での動線や階段での運動に転用するように助言するなど，天候に左右されない工夫をするとよい．

　季節や天候で注意したい点として，開胸による手術を受けた患者の多くに，切開創あたりの神経障害性疼痛（開胸術後疼痛症候群）が起こる[17]．この場合は，寒冷時期や低気圧の影響を強く受ける可能性が高い．しかも症状が退院後や季節性で増減すること，疼痛だけでなくしびれを伴うことから，患者が手術の影響であることに気づかず，動いてはいけないと思ったり，病状の悪化ではないかと思ったりするケースがある．医療者は，手術による影響で神経障害性疼痛が起こりうることを説明し，症状について，「寒い日や天候の悪くなる時などに，傷が痛む，しびれる，鉄板が入っているような感覚になることはありませんか」「入浴したり温めると楽になるのではないですか」など質問内容を工夫することが大切である．また，この症状が出現しても異常ではないことや，温罨法や鎮痛薬，鎮痛補助薬の使用など，対処方法があることをあわせて説明することで，不安を軽減し，運動不足の要因を回避することになる．

　運動に関することはほかの内容と同様に自己観察し，できるだけ可視化できる内容で記録に残すよう助言するとよい．例えば，歩数計を使用してその値を明記することや，具体的な散歩コースを記載する．同時に，体重減少や食事摂取状況，排泄などと連動させるように記録すると効果的である．これは，毎日の記憶の可視化だけでなく，外来受診時に医療者と共有することに大きな意味がある．例えば，頑張って運動を継続しても，体力の回復や体重増加につながらない時期がある．このような低迷する時期には継時的な運動の様子を患者と医療者が共有することで，患者の頑張りを認め，称賛することができたり，栄養摂取とのバランスにおいて代謝が増えていることが体重増加に結び付かない原因だという事実が判明したりする．つまり，医療者が実際に確認することができない時間の事実を共有することが，根拠に基づいた助言や支援につながるのである．

■ 患者のセルフマネジメント力向上

　退院後の患者には，療養環境の違いを受け入れ，そのなかで入院中に実施していた回復促進のための行為を継続し，新たに発生した問題点に気づき，対処することが課せられている．

　これら一連の行動が適正に行われるためには，まず自分にとっての問題を認識したう

42　第2章／手術療法に伴う機能障害のがんリハビリテーション

えで，状態観察，行動の修正を行い，それらの妥当性・修正点を確認するという観察学習と，「自分が行動をとることへの自信をもつ」というように自己効力感を高めることが重要となる[18]．医療者はこれらをふまえ，患者のセルフマネジメントを強めるよう，助言，支援する必要がある．

　食道がん術後の患者は，身体機能の変化に伴う苦痛症状をはじめ，摂食嚥下障害，体重減少などの経験と，それらが回復していく過程を理解することで，自己に生じる体の変化を観察することができる．それらの自己観察をもとに，患者は，身体機能の変化に応じた訓練方法の獲得や，適切な身体活動の維持，異常の早期発見など，手術前とは異なった行動を遂行できる．患者のもつ障害は，術後の回復過程で変化し，かつ長期間に及ぶため，適時医療者から適切なフィードバックを受けることにより，食事，身体活動などの行動の修正がはかられる．患者はそのプロセスにおいて行動の妥当性を確認してもらうことで適切な行動を維持し，術後障害の改善と QOL 向上が促進される．

　これら一連の行動を遂行するためには，まず，入院中から患者による自己観察を習慣化し，退院後の生活に沿った対処方法を指導するなど，早期からの工夫が必要である．例えば，入院中に多くの施設で使用されている，検温や食事，排泄などを患者自身が記録するツールに，患者個々の観察項目や訓練状況を追記し，退院後も同ツールを継続して使用する．また，入院中から，自己観察した内容を正確に伝える方法や，日常生活と関連付けて説明する方法なども指導することで，退院後の不安軽減につながる．

医療者の支援における注意点

　入院中の経験を退院後に活かすことは有効であり，それは患者自身が経験する訓練や指導内容だけでなく，患者を支援する家族への情報提供や助言をするうえでも同様である．食道がん患者は男性が多いことから[19]，食事内容について，家事を担う妻をはじめとする患者の家族からの相談を受けることが多い．基本的には十分に咀嚼することが重要であるため，ほかの家族と同じ通常の食事でよいが，なかには入院中の食札や公開されているメニュー一覧がレシピの参考になると話す患者や家族もいる．また単身や老年夫婦のみの生活では，一概に通常の食事内容と言われても困る場合がある．入院中から栄養サポートチーム（nutrition support team：NST）の介入がある場合や栄養士からの食事指導では，あらかじめ家族構成や食事準備の担い手などの情報を共有し，少量の食材や1人前の購入量，つくりおきの保存食，補助食の紹介など，患者の生活背景や家族成員，経済状況などを視野に入れた，個別性のある指導に結び付けるといった工夫も心がけたい．

　以上のように入院中から退院後の生活を視野に入れて，自己観察，対処行動がとれるよう支援することは大切である．しかし，どれだけ事前の支援や準備が整っていても，退院後数日間は，患者が病院と自宅における療養行動の違いに戸惑うことが多く，医療者による情報へのニーズが高いことが報告され，その対応策の1つにテレフォンフォローアップなどの試みがなされている[20]．テレフォンフォローアップでなくても，在院日数が短く，急性期を脱して間もない時点で自宅に戻る患者にとって，初回外来までの

期間に，事情を知る医療者と連絡がとれるシステムを整えておくことや，緊急度に合わせた病院との具体的な連絡のとり方を知らせておくことなどは退院前の支援として重要であり，患者の不安軽減だけなく，緊急受診や緊急入院，夜間帯の問い合わせなどを回避することにもつながる．

6 看護師による患者の評価

　臨床の場では，患者の症状の観察項目やアセスメントのもとになる評価について，ガイドラインや信頼性・妥当性が確認された評価ツールを使用している場合と，臨床における経験や実践値のみで設定している場合があるだろう．しかし，臨床的な測定ツールに対する知識不足や測定ツールの入手が困難であることなどが阻害要因になり，根拠に基づいた評価が十分に行われていないのが我が国の現状である[21]．患者のスクリーニングや患者自身が症状を多面的に評価すること，医療者が介入したことの評価などにおいて，信頼性・妥当性のある共通の評価を多くの医療者が利用することは，患者への介入の根拠や，継時的な観察・評価を行ううえで重要である．疾患特有の評価ツールやQOL評価などは，日常的にカルテの観察項目や定期的な評価として継時的に用いることが望ましい．

身体活動量

　国際標準化身体活動質問票（International Physical Activity Questionnaire：IPAQ）は，仕事，移動，家事，余暇活動，非活動的な時間という生活場面別，活動強化別について平均的な1週間の状態を尋ねることで身体活動を評価する尺度である．自己記載型の短縮版（short, usual, self-administered）は全9問であり，強度別のみで身体活動について平均的な1週間を尋ねるものである．いずれも信頼性・妥当性が確認され，国際的に使用されている[22]．

EORTC QLQ-C30

　EORTC QLQ-C30（European Organization for Research and Treatment of Cancer：Quality of Life Questionnaire-Core30）は機能面5側面，症状3側面，包括的な健康状態/QOLの1側面，およびがん患者に一般的に生じるそのほかの症状（呼吸困難，食欲不振，不眠，便秘，下痢）と疾患の経済面への影響を評価する項目が含まれ，全30項目である[23]．日本語版が開発されており信頼性，妥当性が検証されている[24]．

EORTC QLQ-OES18

　EORTC QLQ-OES18（European Organization for Research and Treatment of Cancer：Quality of Life Questionnaire-OES18)[25]は，食道がんに特異的なモジュールとして開発され，患者の QOL を測定する 18 項目の尺度である．

心理状態 K6，K10[26]

気分・不安障害のスクリーニングを目的としている．その原版の英語版は米国で開発され，US National Health Interview Survey などで中核的尺度として活用されている．K6，K10 は，既存の尺度から大規模な疫学研究と項目選定を経て，K6 は 6 項目，K10 は K6 の項目を含む 10 項目で構成された質問票であり，2003 年，古川らによって日本語版が開発されている[27]．回答選択肢は，「1. 全くない」(0 点)から「5. いつも」(4 点)までの 5 段階で回答を求めて採点し，6 項目(K6)ないし 10 項目(K10)の合計点を計算する．K6 では得点は 0〜24 点，K10 では得点は 0〜40 点の範囲であり，高得点ほど気分・不安障害の可能性が高い．

つらさと支障の寒暖計

DIT[28](Distress and Impact Thermometer)は，「つらさと支障の寒暖計」ともよばれ，その目的は，がん患者の適応障害・うつのスクリーニングである．過去 1 週間に関して，Distress の程度とその Impact の程度の 2 項目について，VAS(Visual Analogue Scale)で患者自身が評価する．適応障害・大うつ病をクリーニングするためのカットオフ値は 65/60 であり，診断基準に対する感度は 0.80，特異性は 0.61 である．臨床場面での利便性と患者の負担から，質問数を少なく短時間で実施できるよう工夫されている．またスクリーニングを行うがん医療者が結果の解釈を簡単にできること，「精神的」「うつ」など抵抗を感じられやすい言葉を用いない工夫がされている．

引用文献

1) 辻哲也：消化器系の癌(食道癌・胃癌・肝癌・胆嚢癌・膵臓癌・大腸癌など)—リハビリテーションの要点．辻哲也，里宇明元，木村彰男(編)：癌のリハビリテーション．pp.216-229，金原出版，2006.
2) 城ケ端初子(監修)：誰でも分かる看護理論—難しいなんて言わせない！ モトになる考え方から読み解く入門編 改訂・増補版(NC ブックス)．pp.40-52，医学芸術社，2005.
3) 加藤順一(監修)：摂食・嚥下障害の診断と評価法．看護師のための摂食・嚥下アセスメントマニュアル．pp.21-40，日総研出版，2002.
4) Smith RC：Patient-centered interviewing：an evidence-based method(2nd ed). Lippincott Williams & Wilkins, Philadelphia, 2002/山本和利(監訳)：エビデンスに基づいた患者中心の医療面接．pp.19-38，診断と治療社，2003.
5) 日本摂食嚥下リハビリテーション学会医療検討委員会：訓練法のまとめ(2014 版)．日本摂食嚥下リハビリテーション学会誌 18(1)：55-89，2014.
6) 日本食道学会：食道癌診断・治療ガイドライン 2012 年 4 月版(第 3 版)．pp.35-40，金原出版，2012.
7) 前掲6)，pp.19-43.
8) Varadhan KK, Lobo DN, Ljunggvist O：Enhanced recovery after surgery：the future of improving surgical care. Critical Care Clinics 26(3)：527-547, 2010.

9）Martin L, Lagergren J, Lindlad M, et al：Malnutrition after oesophageal cancer surgery in Sweden. British Journal of Surgery 94(12)：1496-1500, 2007.

10）Lagergren P, Avery KN, Hughes R, et al：Health-related quality of life among patients cured by surgery for esophageal cancer. Cancer 110(3)：686-693, 2007.

11）Djärv T, Blazeby JM, Lagergren P：Predictors of postoperative quality of life after esophagectomy for cancer. Journal of Clinical Oncology 27(12)：1963-1968, 2009.

12）藤也寸志，大垣吉平，池田貯，ほか：手術による反回神経麻痺―回避の工夫と起こったときの対策 胸部食道癌手術における反回神経麻痺の予防と対策．日本気管食道科学会会報 60(2)：128-130，2009.

13）Derogatis LR, Marrow GR, Fetting J, et al：The prevalence of psychiatric disorders among cancer patients. The Journal of the American Medical Association 249(6)：751-757, 1983.

14）Verschuur EM, Steyerberg EW, Kuipers EJ, et al：Experiences and expectations of patients after oesophageal cancer surgery：an explorative study. European Journal of Cancer Care 15(4)：324-332, 2006.

15）Scarpa M, Valente S, Alfieri R, et al：Systematic review of health-related quality of life after esophagectomy for esophageal cancer. World Journal of Gastroenterology 17(42)：4660-4674, 2011.

16）Matsushita T, Matsushima E, Maruyama M：Anxiety and depression of patients with digestive cancer. Psychiatry and Clinical Neurosciences 59(5)：576-583, 2005.

17）日本緩和医療学会 緩和医療ガイドライン委員会：がん疼痛の薬物療法に関するガイドライン 2010 年版．pp.14-23，金原出版，2010.

18）Bandura A：Health promotion by social cognitive means. Health Education & Behavior 31(2)：143-164, 2004.

19）国立がん研究センターがん対策情報センター：がん情報サービス―食道がん．http://ganjoho.jp/public/cancer/esophagus/（2015 年 12 月 9 日アクセス）

20）Mistiaen P, Poot E：Telephone follow-up, initiated by a hospital-based health professional, for postdischarge problems in patients discharged from hospital to home. Cochrane Database of Systematic Reviews 2006 Oct 18；(4)：CD004510.

21）Eaton LH, Tipton JM：Chapter 2 Assessment and Measurement. Eaton LH, Tipton JM (eds)：Putting Evidence into Practice：Improving Oncology Patient Outcomes. pp.9-23, Oncology Nursing Society, Pittsburgh, PA, 2009/鈴木志津枝，小松浩子(監訳)：第 2 章 アセスメントと測定ツール．がん看護 PEP リソース―患者アウトカムを高めるケアのエビデンス．pp.10-24，医学書院，2013.

22）村瀬訓生，勝村俊仁，上田千穂子，ほか：身体活動量の国際標準化― IPAQ 日本語版の信頼性，妥当性の評価．厚生の指標 49(11)：1-9，2002.

23）Aaronson NK, Ahmedzai S, Bergman B, et al：The European Organization for Research and Treatment of Cancer QLQ-C30：a quality-of-life instrument for use in international clinical trials in oncology. Journal of the National Cancer Institute 85(5)：365-376, 1993.

24）Kobayashi K, Takeda F, Teramukai S, et al：A cross-validation of the European Organization for Research and Treatment of Cancer QLQ-C30(EORTC QLQ-C30)for Japanese with lung cancer. European Journal of Cancer 34(6)：810-815, 1998.

25）Blazeby JM, Conroy T, Hammerlid E, et al：Clinical and psychometric validation of an EORTC questionnaire module, the EORTC QLQ-OES18, to assess quality of life in patients with oesophageal cancer. European Journal of Cancer 39(10)：1384-1394, 2003.

26）古川壽亮，大野裕，宇田英典，ほか：一般人口中の精神疾患の簡便なスクリーニングに関する研究．平成 14 年度厚生労働科学研究費補助金(厚生労働省特別研究授業)心の健康問題と対策基盤の実態に関する研究協力報告書，2003.

27）Furukawa TA, Kessler RC, Slade T, et al：The performance of the K6 and K10 screening scales for psychological distress in the Australian National Survey of Mental Health and Well-Being. Psychological Medicine 33(2)：357-362, 2003.

28）Akizuki N, Yamawaki S, Akechi T, et al：Development of an Impact Thermometer for use in combination with the Distress Thermometer as a brief screening tool for adjustment disorders and/or major depression in cancer patients. Journal of Pain and Symptom Management 29(1)：91-99, 2005.

（栗原　美穂）

2 上肢の運動障害に関する がん患者のリハビリテーション
乳がん

　乳がんの手術はだいぶ変化を遂げてきている．以前は，大胸筋を乳腺とともに切除するハルステッド法が標準術式だったが，今ではほとんど行われなくなった．全国統計では，胸筋温存乳房全摘術は約40％，乳房部分切除は約60％と報告されている．全摘術の際は，同時再建手術も選択肢の1つになった．がんが最初にたどり着くリンパ節であるセンチネルリンパ節の生検が導入され，腋窩リンパ節郭清は明らかに転移が認められるときのみしか行われなくなった．

　そのようななかでも，術後の違和感，痛みや可動域障害などを認めることがある．それらは，術後すぐに生じ，退院後も継続したリハビリが大切であるため，その発生機序を正しく理解し，患者が自宅に戻り，1人でも継続できるよう指導・サポートをすることが必要である[1]．

1 手術療法に伴う機能障害のメカニズム

1 症候群からみる術後機能障害

乳房切除後疼痛症候群[2]

　手術操作による肋間上腕神経（第1〜2胸椎の皮枝）の神経障害が主な原因と考えられている．

特徴

- 上腕内側，腋窩や前胸壁部などにおける，感覚低下を伴う締め付け感や灼熱感などが多い．
- 術後痛の強さや腋窩郭清が発現率に関連する．
- しばしば上肢運動によって痛みが増強するため，有痛性肩拘縮症となる．
- 腋窩リンパ節郭清を行わずにセンチネルリンパ節切除を行うことで同症候群を減らすことができるという報告や，郭清を行わずに放射線療法を行うことで同症候群を減らすことができるといった報告がある．
- 術直後から半年までに発症することが多い．
- 年余を超えて発症するのはまれであるので発症が遅かった場合は胸壁などに再発がないか特に注意する．

腋窩ウェヴ症候群[3]

腋窩ウェヴ症候群（axillary web syndrome：AWS）とは，腋窩リンパ節郭清後，腋窩から上腕内側に索状の cord を認め，疼痛を伴うため肩関節可動域が制限される症状である．原因として腋窩リンパ節郭清により，リンパ管や静脈のうっ滞や凝固亢進が起こり，リンパ管内に血栓ができるためと考えられている．モンドール病は胸の皮下血管の表在性静脈炎であるが，AWS は腋窩リンパ管のモンドール病の一種と捉えられている．多くは術後 8 週間以内の早期に生じ，2〜3 か月で自然に軽快することが多いが，長期化や晩期に発症することもある．治療は，肩関節可動域のリハビリや，ストレッチ，軟部組織の受動術があるが，有効性を示す報告と，予後は変わらないという報告がある．また，センチネルリンパ節生検の縮小手術でも生じることがある．

2 神経からみる術後機能障害[4]（表 2-11）

手術中，機能障害を起こさないよう，以下の神経の温存に努めている．

長胸神経

長胸神経は腕神経叢から分枝し，前鋸筋に分布し支配している．前鋸筋は，肩甲骨の裏から肋骨に付着し，肩甲骨の外転運動に関与する．そのため長胸神経を切ると，Fencing muscle とよばれる前鋸筋の運動が障害され，手を前方に伸ばす際の最後の突き運動が困難となる．さらに前鋸筋の萎縮によって肩甲骨の固定が不十分になり，いわゆる翼状肩甲（winged scapula）をきたす．

表 2-11 支配神経と機能障害

	神経障害	運動障害	支配筋	
長胸神経	なし	あり	前鋸筋	手を前方に伸展運動ができない 翼状肩甲
胸背神経	なし	なし	広背筋	周囲の筋の共同作業に補強される
肋間上腕神経	上腕内側部分知覚障害	なし		
下胸筋神経	なし	なし	大胸筋下外側	萎縮はおこるが運動障害はなし

〔Haagensen CD：Disease of the Breast（2nd ed）．WB Saunders, 1971 より〕

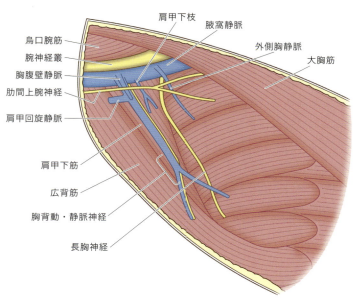

図 2-6 腋窩外側領域

胸背神経

　胸背神経は広背筋を支配する神経であり，胸背動・静脈に合流し，広背筋に分布する（図 2-6）．
　胸背神経は広背筋（上腕の内転外旋をつかさどる）を支配する神経であるが，この神経を切っても機能的に明らかな欠落症状は発生しない．欠落症状が出ないのは周囲の筋（僧帽筋，大小胸筋，大小円筋，肩甲骨周囲筋群，前鋸筋）の協同作業によって広背筋の機能が補強されているためである．

肋間上腕神経

　肋間上腕神経は側胸壁中央部の第2肋間から出て，上腕内側部皮下に入り，同部の知覚を支配する．
　肋間上腕神経は上腕内側部の知覚を支配するため，これを切離した場合は上腕内側部皮膚の知覚障害をきたす．運動障害をきたすことはない．

下胸筋神経

　下胸筋神経は，腕神経叢から発し，大胸筋外側縁に入る．
　下胸筋神経を切除すると大胸筋の下外側部の萎縮が起こるので，温存することが望ましい．運動障害をきたすことはない．

3 術式・治療からみる術後機能障害

乳房切除術

がんが皮膚に近いと，皮膚も合わせて多く切除する場合がある．皮膚のツッパリ感や，それに伴う上肢挙上制限がでることがある．

乳房部分切除術

乳房部分切除のほうが，乳房切除術よりも肩関節可動域や上肢機能は良好であるとされる[5]．

腋窩リンパ節郭清

乳房の術式よりも腋窩リンパ節郭清の有無が，上述する神経への影響が大きく，肩関節運動障害につながる．センチネルリンパ節生検は縮小手術のため，肩関節障害が少ないとされている[6]．

郭清した場合は術後ドレーンを留置するが，抜去した後も液貯留する場合があり，そのために痛みや違和感が生じることがある．

再建術

自家組織と人工物(エキスパンダー，シリコン)による再建がある(**図2-7**)．自家組織の場合は，補填物として広背筋や腹直筋を使用したり，腹部の皮膚＋脂肪皮弁を使用する(**図2-8**)．人工物を使用する場合は，エキスパンダーやシリコンを，大胸筋を剝離したその下に留置する．

これらの操作が加わるため，筋肉操作に伴う痛みが発生し，通常の手術より疼痛が強くコントロールが必要であり，離床に制限が伴うことがある．

放射線療法における影響

乳がんの部分切除術後または，乳房切除術でも腋窩リンパ節転移が多数ある場合には，術後照射を行うことが標準治療である．放射線照射をすることにより，リンパ浮腫や肩の可動域制限が若干増加すると報告されている[7]．

2 評価，アセスメント

リハビリのゴールは，手術前と同様に肩関節が動かせるようになることである．開始時期には，はっきりした見解はない．ドレーン挿入中から開始する場合，ドレーン抜去後から開始する場合と，施設によって異なるが，ドレーン留置中から積極的にリハビリを行った結果，排液の量が増え，感染のリスクが高まるとの報告がある．ドレーン抜去後，退院後のリハビリ継続が肩関節可動域を早期に改善させ，リンパ浮腫の予防にな

8か月以上 →

大胸筋
皮膚
エキスパンダー

大胸筋を剥離し,その下に
エキスパンダーを留置する

エキスパンダー内に水を
注入する

シリコンへ入替えをする

図 2-7 人工乳房再建の流れ

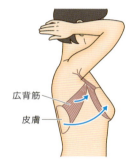

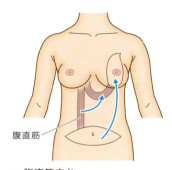

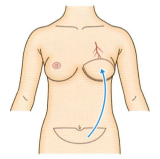

- 広背筋皮弁
背中の皮膚・脂肪・筋肉の一部を胸部に移動させる方法. ボリュームが小さいため乳房の大きな方には向かない.

- 腹直筋皮弁
腹部の皮膚・脂肪・筋肉の一部を胸部に移動させる方法. 大きなボリュームを移植することができる.

- 遊離皮弁(血管吻合を伴う)
腹部の皮膚・脂肪を胸部に移動させる方法. 筋肉を残すため,腹部の合併症は少なくなる. 微小血管を吻合するため,高度な技術を必要とする.

図 2-8 自家再建の種類

る[8~11]. ドレーン留置中のリハビリの内容は定まっておらず,なるべく動かさない,日常動作内,腕を90°まで動かす運動など報告によりさまざまである.

1 術前評価

肩関節の既往歴(肩関節周囲炎,脱臼歴,腱断裂など)を確認する術前の肩関節可動域(ROM:Range of Motion)の測定を行う(**表 2-12**)[12].

表 2-12 肩関節可動域（ROM：Range of Motion）

部位名	運動方向	参考可動域角度	基本軸	移動軸	測定肢位および注意点	参考図
肩 shoulder （肩甲帯の動きを含む）	屈曲（前方挙上） forward flexion	180	肩峰を通る床への垂直線（立位または座位）	上腕肩	前腕は中間位とする. 体幹が動かないように固定する. 脊柱が前後屈しないように注意する.	
	伸展（後方挙上） backward extension	50				
	外転（側方挙上） abduction	180	肩峰を通る床への垂直線（立位または座位）	上腕肩	体幹の側屈が起こらないように90°以上になったら前腕を回外することを原則とする.	
	内転 adduction	0				
	外旋 external rotation	60	肘を通る前額面への垂直線	尺骨	上腕を体幹に接して，肘関節を前方90°に屈曲した肢位で行う. 前腕は中間位とする.	
	内旋 internal rotation	80				
	水平屈曲 horizontal flexion （horizontal adduction）	135	肩峰を通る矢状面への垂直線	上腕肩	肩関節を90°外転位とする.	
	水平伸展 horizontal extension （horizontal abduction）	30				

〔日本整形外科学会，日本リハビリテーション医学会：関節可動域表示ならびに測定法．日本整形外科学会雑誌 69(4)240-250，1995 より〕

2 術後評価

術前との比較も含めて，継続的に評価する.

・肩関節可動域の再検

・疼痛コントロール評価（痛みがリハビリの妨げになっていないか評価する）

・DASH（Disabilities of the Arm, Shoulder and Hand）（**表 2-13**）．世界で広く使用されている上肢障害評価票．日本語版，簡易版もある.

上肢の運動障害に関するがん患者のリハビリテーション　53

表 2-13 Quick DASH

Quick DASH

先週 1 週間に次にあげる動作ができたかどうか，該当する状態の番号を○で囲んで下さい．

1. きつめのまたは新しいビンのフタを開ける
　　1：全く困難なし　2：やや困難　3：中等度困難　4：かなり困難　5：できなかった

2. 重労働の家事をする（壁ふきや床掃除など）
　　1：全く困難なし　2：やや困難　3：中等度困難　4：かなり困難　5：できなかった

3. 買い物バッグや書類かばんを持ち運ぶ
　　1：全く困難なし　2：やや困難　3：中等度困難　4　かなり困難　5：できなかった

4. 背中を洗う
　　1：全く困難なし　2：やや困難　3：中等度困難　4　かなり困難　5：できなかった

5. 食事でナイフを使う
　　1：全く困難なし　2：やや困難　3：中等度困難　4：かなり困難　5：できなかった

6. 軽いレクリエーションをする（例：トランプ，編み物，碁，将棋など）
　　1：全く困難なし　2：やや困難　3：中等度困難　4：かなり困難　5：できなかった

7. 腕・肩・手の障害が，家族，友人，隣人，あるいは仲間との正常な社会生活をどの程度妨げましたか
　　1：まったくなかった　2：ややあった　3：中等度あった　4：かなりあった　5：極度にあった

8. 腕・肩・手の障害によって先週の仕事・日常生活に制限がありましたか
　　1：制限なし　2：やや制限　3：中等度制限　4：かなり制限　5：極度に制限

先週 1 週間の症状について，該当する番号を○で囲んで下さい．

9. 腕・肩・手に痛みがある
　　1：まったくなかった　2：ややあった　3：中等度あった　4：かなりあった　5：何もできないほど

10. 腕・肩・手がチクチク痛む（ピンや針を刺したような痛み）
　　1：まったくなかった　2：ややあった　3：中等度あった　4：かなりあった　5：何もできないほど

11. 腕・肩・手の痛みによって眠れないときがありましたか
　　1：まったくなかった　2：ややあった　3：中等度あった　4：かなりあった　5：眠れないほど

仕事（選択項目）

あなたの仕事（家事を含む）をするにあたって，あなたの腕・肩・手の障害がどの程度影響しているか以下の質問に答えて下さい．
あなたの仕事は：＿＿＿＿＿＿＿＿＿＿＿＿＿＿＿＿＿＿＿＿

□　私は働いていません．（以下の質問には答える必要はありません）

先週 1 週間で，あなたの状態を最も示している番号を○で囲んで下さい．なにか困難がありましたか？

1. 仕事において，いつもの活動ができましたか
　　1：全く困難なし　2：やや困難　3：中等度困難　4：かなり困難　5：できなかった

2. 腕・肩・手の痛みのために仕事が制限されましたか
　　1：全く困難なし　2：やや困難　3：中等度困難　4：かなり困難　5：できなかった

3. 自分の思うように仕事ができましたか
　　1：全く困難なし　2：やや困難　3：中等度困難　4：かなり困難　5：できなかった

4. いつもと同じ時間仕事ができましたか
　　1：全く困難なし　2：やや困難　3：中等度困難　4：かなり困難　5：できなかった

（つづく）

表 2-13 つづき

スポーツ/芸術活動（選択項目）

楽器の演奏やスポーツをするにあたって，あなたの肩・腕・手の障害がどの程度影響しているか以下の質問に答えて下さい．もしあなたが2つ以上のスポーツもしくは楽器演奏などをしている場合は，あなたが最も重要だと考えている活動について答えて下さい．

その活動は： _____

□　私は楽器の演奏やスポーツをしません．（以下の質問には答える必要はありません）

先週1週間で，あなたの状態を最も示している番号を○で囲んで下さい．なにか困難がありましたか？

1. スポーツ，もしくは楽器演奏においていつもの活動ができましたか
　　1：全く困難なし　2：やや困難　3：中等度困難　4：かなり困難　5：できなかった

2. 腕，肩，手の痛みのために活動がどの程度制限されましたか
　　1：全く困難なし　2：やや困難　3：中等度困難　4：かなり困難　5：できなかった

3. 自分の思うように活動ができましたか
　　1：全く困難なし　2：やや困難　3：中等度困難　4：かなり困難　5：できなかった

4. いつもと同じ時間できましたか
　　1：全く困難なし　2：やや困難　3：中等度困難　4：かなり困難　5：できなかった

● QuickDASH の採点法

QuickDASH は二部構成です．機能障害・症状のセクション（11項目の質問があり，それぞれ1-5点が当てられます）とスポーツ/芸術活動，仕事に関する選択項目（それぞれ4項目の質問があり，各項目1-5点があてられます）です．

● 機能障害/症状スコア

点数を計算するためには，11項目のうち少なくとも10項目に回答してもらう必要があります．答えを得られた回答の点数を単純に合計し平均して，5点満点の点数を出します．その値から1を引き25を掛けて100点満点に換算します．この換算をすると0-100点で評価されたほかの尺度と比較しやすくなります．点数が高ければ高いほど障害が大きいことを示しています．

$$QuickDASH\ 機能障害/症状のスコア = \left[\frac{（n\ 個の加算点数）}{n} - 1\right] \times 25$$

　　　　n は回答があった項目数

● 選択項目（スポーツ/芸術活動，仕事）スコア

二つの選択項目のグループがあり，それぞれ4項目からなります．これらの選択項目はスポーツ選手，演奏家，上肢をよく使う仕事に就いている人たちを対象にしています．この人たちが困難を感じるのは専門的な活動をしている時だけかもしれません．その場合 QuickDASH 機能障害/症状スコアでは測ることはできません．

機能障害/症状スコアで述べた手順に従って，4項目からなる選択項目の点数を計算します．点数を計算するためには4つの質問すべてに回答してもらう必要があります．それぞれの選択項目で回答に対応する点数を単純に合計し4（項目数）で割ります．その値から1を引き25を掛けて100点満点の点数を計算します．

$$QuickDASH\ 選択項目スコア = \left[\frac{（4\ 個の加算点数）}{4} - 1\right] \times 25$$

● 回答がない項目の取り扱い

10%を超す項目（つまり2項目以上）が無回答の場合，QuickDASH 機能障害/症状スコアを計算できません．このルール（無回答が項目数の10%を超えてはいけない）に従い，各選択項目のグループは4項目しかないので，選択項目では欠損値は許されません．

〔©Institute for Work & Health 2006. All rights reserved/Japanese translation courtesy of Functional Evaluation Committee, JSSH, Japan〕

上肢の運動障害に関するがん患者のリハビリテーション　55

引用文献

1）日本リハビリテーション医学会 がんのリハビリテーションガイドライン策定委員会（編）：がんのリハビリテーションガイドライン．金原出版，2013.

2）日本緩和医療学会 緩和医療ガイドライン委員会：がん疼痛の薬物療法に関するガイドライン 2014年版．金原出版，2014.

3）Moskovitz AH, Anderson BO, Yeung RS, et al：Axillary web syndrome after axillary dissection. American Journal of Surgery 181(5)：434-439, 2001.

4）Haagensen CD：Disease of the Breast(2nd ed). WB Saunders, 1971.

5）Gosselink R, Rouffaer L, Vanhelden P, et al：Recovery of upper limb function after axillary dissection. Journal of Surgical Oncology 83(4)：204-211, 2003.

6）Leidenius M, Leppänen E, Krogerus L, et al：Motion restriction and axillary web syndrome after sentinel node biopsy and axillary clearance in breast cancer. American Journal of Surgery 185(2)：127-130, 2003.

7）Lee TS, Kilbreath SL, Refshauge KM, et al：Prognosis of the upper limb following surgery and radiation for breast cancer. Breast Cancer Research and Treatment 110(1)：19-37, 2008.

8）Lotze MT, Duncan MA, Gerber LH, et al：Early versus delayed shoulder motion following axillary dissection：a randomized prospective study. Annals of Surgery 193(3)：288-295, 1981.

9）Abe M, Iwase T, Takeuchi T, et al：A Randomized controlled trial on the prevention of seroma after partial or total mastectomy and axillary lymph node dissection. Breast Cancer 5(1)：67-69, 1998.

10）Schultz I, Barholm M, Gröndal S：Delayed shoulder exercises in reducing seroma frequency after modified radical mastectomy：a prospective randomized study. Annals of Surgical Oncology 4(4)：293-297, 1997.

11）Shamley DR, Barker K, Simonite V, et al：Delayed versus immediate exercises following surgery for breast cancer：a systematic review. Breast Cancer Research and Treatment 90(3)：263-271, 2005.

12）日本整形外科学会，日本リハビリテーション医学会：関節可動域表示ならびに測定法．日本整形外科学会雑誌 69(4)：240-250, 1995.

（竹井 淳子）

3 手術前に行うリハビリテーションの指導と実施

　乳がんの手術後には，主に腋窩リンパ節郭清に伴う患側上肢の運動制限や神経障害，疼痛やリンパ浮腫などが生じる．また，乳房切除術や，乳房再建術による広範囲な皮下や筋膜剥離による運動障害，感覚障害が生じることもある．手術前には術式内容を確認し，術後どのような症状が出現するか予測し，患者の身体面だけでなく，術後の合併症や，リハビリを継続するにあたり影響する社会面や心理面のアセスメントを行い，患者個々に合わせた指導を行う（**表 2-14**）．

　乳がん術後に特に障害される運動は肩外転と屈曲である（**表 2-12**, p.53）．乳がんの手術が予定されている側の肩関節に肩関節周囲炎などの既往がないか確認し，手術前の肩や上肢の可動域について確認しておく必要がある．

　また，患側が利き手である，仕事や趣味で力が入る作業や活動が多い場合などは，術後に疼痛やリンパ浮腫の誘因となることがあるため，パンフレットなどを用い術後の経過について説明を行い，普段の生活のどのような動作や作業を行う場合に症状が出やす

表2-14 手術前の上肢運動に関するアセスメント項目

身体機能評価	利き手はどちらか 患側上肢，肩に既往はないか 術前治療による知覚障害や運動障害はないか
社会活動評価	患側を使用する動作や作業(仕事，家事，子育て)はどの程度か 患側を使用するような趣味や運動をしているか
認知・心理評価	手術に対する不安や緊張はないか 術後の運動や活動を行うことへの不安や緊張はないか 術後や合併症に対する理解はどの程度か

いか，患者自身のイメージを促していく．手術前，患者は，入院や手術に対する緊張感が高まり，術後の経過や生活に不安を抱いている．患者の気持ちに耳を傾け，後述するような，乳がん術後に起こりやすい症状やリハビリに関するアドバイスを行い，患者自らが対処する力を支援する．

実際にこれから手術を受ける患者にとって，同じ乳がんを体験したサバイバーの声が支えとなる場合がある．施設内外の乳がん体験者が集う患者会などの情報を提供し，術後の症状や日常生活での工夫について話を聞く機会をもつことを提案する．

（大畑 美里）

4 手術後（入院中）に行う上肢のリハビリテーション

リハビリテーション中止事項

- 疼痛が増強する場合．
- 出血が疑われる場合．
- ドレーン挿入中は患側の積極的なリハビリは避ける．排液量が多い場合は，リハビリを中止する．

再建でエキスパンダーを留置した場合は，乳房が揺れることによって滲出液が増加し，術後感染リスクにつながるため，積極的な運動は避ける．術後約1か月でエキスパンダーに追加の生理食塩水を注入し，エキスパンダーバッグのずれがなくなった段階で，制限は解除される．基本的に，形成外科医の指示に従いリハビリを開始する．

（竹井 淳子）

看護師が行うリハビリテーション指導の具体例

痛みのケア

手術後には創部痛と肩関節の運動障害が生じ，特に障害されるのは肩外転と屈曲であ

上肢の運動障害に関するがん患者のリハビリテーション 57

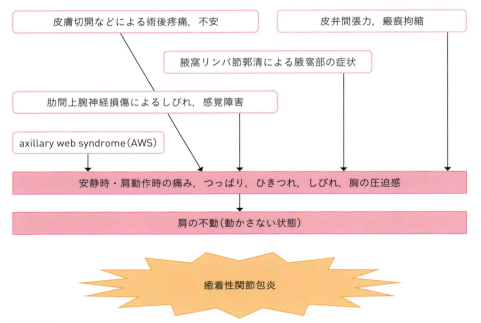

図2-9 肩の不動による二次障害のメカニズム
〔辻哲也：乳がんの特徴・治療・リハビリテーションの概要．辻哲也（編）：がんのリハビリテーションマニュアル―周術期から緩和ケアまで．p.121, 医学書院, 2011 より〕

る[1]．肩の運動障害が改善しないまま経過することにより，二次的な肩関節の炎症や拘縮が起こるとされている[1]．乳がんの手術と同時に一次乳房再建術が行われた場合，大胸筋下に乳房に膨らみをつけるエキスパンダーが留置されており，筋肉と皮膚を伸展させることによる創部痛が強く出現することが多い．創部痛が十分にコントロールされないと，身体的苦痛だけでなく，身体を動かすことへの不安の増強やリハビリの意欲低下につながる．リハビリを始めると同時に，患者の痛みの訴えを観察し，積極的に鎮痛薬を使用することで痛みの緩和をはかることが必要である（**図2-9**）[2]．

腋窩郭清術後とセンチネルリンパ節生検

　リンパ節郭清が行われた場合は，腋窩部の痛み，ひきつれによる肩の関節障害が起こり，リンパ浮腫発生のリスクが高くなる．腋窩リンパ節郭清を受けた場合とセンチネルリンパ節生検のみを受けた場合の比較では，肩の関節運動制限は腋窩リンパ節郭清の場合11.3％，センチネルリンパ節生検の場合3.5％，疼痛はそれぞれ21.1％，8.1％，リンパ浮腫は19.1％，3.5％とされている[3]．術後の起こりうる機能障害をあらかじめ説明し，症状の増強を予防するため下記に示すようなリハビリを勧める必要がある．センチネルリンパ節生検のみの場合は，腋窩リンパ節郭清後に比べ術後関節運動の制限や疼痛など合併症の発生確率は低い．しかし低い確率ではあるが，これらの症状が起こることを念頭に，手術後の症状のセルフモニタリングを指導し，症状に応じたリハビリを行うことを勧める．

腋窩ウェヴ症候群（axillary web syndrome：AWS）

　乳がん術後には，手術の侵襲により上腕や腋窩部の表在にある静脈やリンパ管に生じた血栓や線維化のため，前胸部や腋窩，上腕部から前腕の方向に，索状に線維束にふれる，AWSとよばれる症状がみられることがある[1]．患側上腕や前腕部のひきつれ，つっぱるような痛みが生じて，患者は「肘が伸ばしにくく，肩が上がりにくい」と不安を訴えることが多い．発症率は腋窩リンパ節切除後6〜72％とされ，多くは術後8週間以内に早期に生じ，2〜3か月で自然に軽快する例が多いが，長期化する例や晩発例もあることが報告されている[4]．治療として関節可動域訓練，ストレッチングが有効であったとされており[4]，退院後も継続してリハビリを行うよう説明する．最初は無理をせず肘の曲げ伸ばし，手首を回すなどの運動から始めるよう指導する．徐々に腕を上げる，腰の後ろでエプロンの紐を結ぶ，Tシャツを着るなど，肘を伸ばす動きを入れた，普段の生活動作を行うよう勧めていく．

リハビリテーションの時期

　乳がん術後の運動介入の開始時期が早期（術後1〜3日）と遅延（術後4日以降）それぞれの場合を比較した研究において，早期開始のほうが，遅延開始よりも短期間に肩関節屈曲の可動域が回復したと報告されている．しかし，早期開始は創部ドレーンからの排液量が増加し，ドレーン留置期間が延長したとされている[5]．日本乳癌学会では，腋窩リンパ節郭清後の上肢リハビリは術後短期間での肩関節可動域の回復に意義があり，術後早期に介入することが大切であるとしている[6]．ただし，ドレーン排液量の増加と留置期間の延長には注意が必要であるとされ[6]，術後にドレーンが留置している場合は，医師と相談しリハビリの開始時期を検討し指導する．

心理的サポート

　患者の術後の創部の受け入れはさまざまである．乳房切除術を受けた結果，乳房の喪失感や自己価値の低下がみられる患者や，患側上肢を動かすことへの恐怖感をもつものもいる．術後の合併症への過度な不安を有したり，抑うつ状態となり，リハビリへの意欲がもてない患者もいる．このような心理状態は効果的なリハビリの妨げとなり，関節可動域を障害し，QOLが低くなってしまう．心療内科やリエゾンチームなどの専門家と協働しながら，患者の疑問や不安の解消をはかるなど継続的サポートを行う．

リハビリテーションの具体例

　乳がんの腋窩リンパ節切除を行った患者に上肢や肩の運動，リンパ浮腫を予防するためのエクササイズを指導する介入効果を検証した研究報告では，介入をしなかった群に対し，有意に肩の可動域の向上や痛みの低下がみられ，QOLの上昇が認められたとされている[7]．退院後，自宅でもリハビリを継続できるよう，パンフレットやDVDなどを使用しながらストレッチや関節運動の方法を説明する．つっぱりや痛みが強ければ無理をせず，自分のペースで継続することを説明する．また，洗濯物を干す，物を移動さ

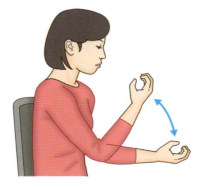
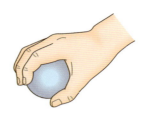

座って肘を曲げる運動　　　　　　　ボール握り，手首を回すなど

図 2-10 手術翌日から行うリハビリテーションの具体例
手術翌日からは歩行や食事が可能となり，徐々に体力も回復していく．最初は無理をせず肘や手の運動から始める．

せるなど，普段の生活のなかで行う動作もリハビリとなる（図 2-10，図 2-11，図 2-12）．

術後放射線療法を予定している場合

　乳がんの手術後に，患側乳房や，近傍リンパ節に放射線治療を行う際，患側上肢を挙上した体位で放射線が照射される．放射線治療の際に患側上肢を挙上（肩関節を屈曲）した姿勢を保持できない場合は，放射線治療の開始が遅れることとなるため，患者へ説明する．

5　退院後―日常生活の中で行うリハビリテーション

関節可動域障害の予防と対処

　乳がん術後のリハビリの目標は，患側の肩と上肢の全可動域の回復である．可動域が回復するまではリハビリを積極的に継続し，可動域の回復後は日常生活のなかで上肢を動かす運動を行うよう説明する．
　術後1年以上経過した患者の長期的な後遺症についてのシステマティックレビューでは，疼痛が12～51％，関節可動域制限が2～51％，筋力低下が17～33％みられたとされている[8]．セーターを被る（20％），ジッパーを上げる（72％），重い荷物をもつ（29％），ブラジャーをつける（18％）などの日常活動に困難があると報告されており，術後間もない時期だけでなく，長期的視点で術後の合併症に目を向ける必要がある．肩や上肢の関節可動域が障害されることで，仕事や家事，趣味などに支障が出て，毎日の生活の変化を余儀なくされている患者もいる．術後の生活の変化に落ち込んだりしていな

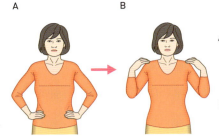
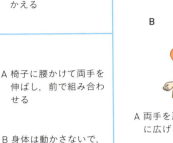
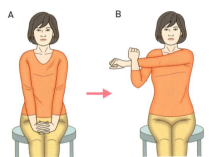

図 2-11 術後1週間目以降に行うリハビリテーションの具体例

徐々にリハビリを開始していく．ドレーンを挿入した患者は抜去後から始める．
各運動ともはじめは5回程度，慣れてきたら10回程度まで回数を増やす．10～20回/セット/日行う．
前方に90°以上上がるようになれば，リハビリの第1段階は成功である．120°以上上げられるようになれば，身の回りのことはほとんどできる．
〔聖路加国際病院ブレストセンター：治療を受けられる方へ．より〕

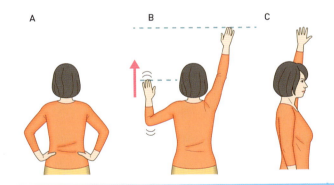
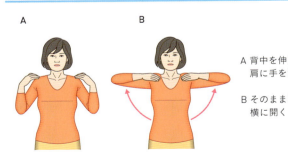
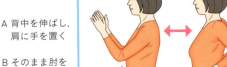

図 2-12 術後2週間目以降に行うリハビリテーションの具体例

本格的にリハビリを行っていく．特に壁を使った運動（壁登り運動，図上側）が有効である．
入浴が許可されたら，入浴後に行うとより効果的である．
〔聖路加国際病院ブレストセンター：治療を受けられる方へ．より〕

いか，気持ちの変化にも注意を払っていく．

術後疼痛

腋窩リンパ節郭清時に上腕肋間神経が切除された場合は，上腕後面から側胸部のしびれ感や感覚障害が出現し，物が挟まったような感じがする[1]．患側上肢のリンパ浮腫を併発している場合もあるため，自覚的な症状のほか，上肢や肩，背部などにむくみがないか確認する．

エキスパンダー挿入術後の注意点

乳房切除時に乳房再建術を目的にエキスパンダー挿入術が行われた場合，人工乳房への入れ替えが行われるまでは，エキスパンダー内に生理食塩水を注入し乳房を拡張する期間となる．特にエキスパンダーを挿入した1か月程度の時期は，乳房が揺れることでエキスパンダー周囲に内出血やリンパ液が貯留し，液内に細菌が繁殖し感染する合併症が起こる場合がある．そのため，この時期は，乳房の振動を減らすことができるような固定できるブラジャーの使用と，飛び跳ねるなどの動作を控えるよう説明が必要である．エキスパンダー挿入術後1か月ころから生理食塩水の注入が開始され，この時期からは通常の生活や運動も可能となるため，これらの行動の必要性を説明し，日常生活での注意を促す．

リンパ浮腫の予防と対処

乳がん術後のリンパ浮腫が起こりやすい部位は，腋窩周辺，上腕内側，前腕内側である．患者は，上肢やその周囲にむくみ，重だるさなどの身体症状を感じるだけでなく，容姿の変化や日常生活活動が障害されるなど，QOLに大きな影響がもたらされることが報告されており[9,10]，実際に，乳がん術後に上肢のリンパ浮腫症状が出現したことで，「このまま腕がずっと腫れたままになるのではないか」「人前に出られない」など，予後を悲観したり，人目を気にするようになる患者もみられる．

入院中や，術直後の外来受診の際に，手術や術後の治療方針の決定などで頭がいっぱいになり，リンパ浮腫を予防するセルフケアについて十分に理解できなかったという患者も多くみられるので，自宅に帰ってからも活用できるよう，冊子などを利用するとよい（**図2-13**）．

術後しばらく経過した時期にリンパ浮腫症状を呈する患者もおり，術後の経過観察の時期にも定期的に症状を観察するなど，長期的に継続的なフォローを行うことが望ましい．

また乳がん術後の場合，リンパ浮腫発症の潜在的可能性があるため，乳がん体験者は一生涯にわたってリンパ浮腫発症のリスクをもち続けることになる．看護師は長期経過をたどるリンパ浮腫ケアに対する意識的なかかわりが必要であると考える．

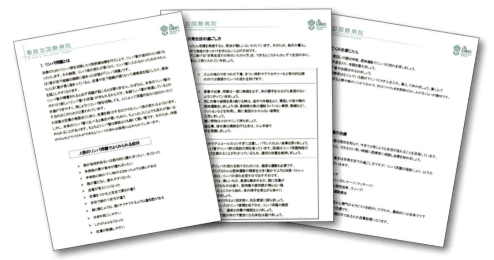

図 2-13 患者指導用のパンフレットの例

　具体的な生活上では，長時間にわたる家事やパソコン作業の継続，冠婚葬祭や引っ越しなどのイベントで，上肢に荷重をかけることをきっかけに，リンパ浮腫が発症したり，増強する場合もある．このような作業がある場合には，適度な休息を取り入れるよう説明が必要である．患側上肢に感染症が起こることでリンパ浮腫が出現することもあり，皮膚を乾燥させないよう，こまめにスキンケアを行うことをすすめる．また，家事を行う際には手袋を着用し，外出の際に日焼け止めを使用するなど皮膚を保護する．そのほか，血圧測定，採血，注射は，手術を行っていない健側で行うことが勧められる．またリンパ浮腫は患側上肢だけでなく，肩や肩甲骨周辺，腋窩などにも出現するため，特に症状がみられる場合は，締め付けの強い下着はなるべく避け，下着のひもの幅が広いものなど適した下着を紹介する．

　患者はリンパ浮腫のリスクに不安を抱えたり，症状を予防するため日々注意を払うことに負担を感じることもある．患者のセルフケアを支えるためにも，患者が行う日々のリンパ浮腫予防・重症化予防行動をねぎらいながら，患者自身が具体的な対処方法を身につけていくことができるよう精神的なサポートも含めた支援を行う必要がある．

6 看護師による患者の評価

> **事例**
>
> 　Aさん，50歳代，パート（事務作業），左乳がんに対し2か月前に左乳房切除術および腋窩リンパ節切除が行われている．
> 　術後より左脇にものがはさまったような感覚が強く，肩が痛い，腕が上がりにくいという症状が続いており，1週間前より左腕のむくみを自覚している．Aさんの利き手は右腕であり，術後は仕事や家事はつい右手で行うことが多い様子で「左腕を使って

しまうと肩の痛みが強くなってしまうようで心配. 腕に負担がかかってリンパ浮腫になるんじゃないかと不安で, あまりストレッチもやってません」と話されている.

A さんのアセスメントとケア

A さんは乳房切除と腋窩リンパ節郭清術を終えてからすでに 1 か月が経過しており, 本格的なリハビリを実施してよい時期である. しかしながら, 患側上肢を積極的に動かすことにより, 術後の肩の痛みを増強させるのではないか, リンパ浮腫を発症させるきっかけになるのではないかという不安感から, 十分なストレッチを行うことができていない状況である. 患側の肩の挙上がしづらくなっていることから, 肩関節可動域がどの程度障害されているか確認し, 日常生活のどのような生活行動に支障があるか問診する必要がある. また腕のむくみという自覚症状もみられており, 左右の上肢の周径値測定や, 圧痕などリンパ浮腫による症状の有無をアセスメントする.

今後, 肩関節の運動を控えたままで過ごすことで, さらに患側上肢や肩の可動域制限をもたらし, リンパ浮腫症状も増強する可能性も考えられる. そのため, 肩関節可動域の改善とリンパ浮腫症状を軽減し, A さん自らが, 症状とリハビリの必要性を理解し, セルフケアに取り組めるようになることを目標に介入を行う必要がある.

具体的なケア方法として, 術後の患側上肢のリハビリの必要性, 肩の屈曲や外転などのストレッチ方法を説明し, 習慣として行うことを勧める. また A さんが抱く, 術後上肢を動かすことへの不安を受け止め, 医師や理学療法スタッフと協働しながら, 継続的なサポートを行っていく. アセスメントやケア内容は, 身体状況, 生活状況, 心理状況なども含めカルテに記載し, 継続して介入の評価を行う(図 2-14).

乳がん患者の多くは 50 代を中心とした壮年期女性であり, 仕事や家事などの社会的役割を担う時期にある. 肩関節運動障害やリンパ浮腫の予防・対処をするための長期的なセルフケアを継続するにあたっては, 生活におけるさまざまな影響が予想されるので, 個々の利用者を身体・心理・社会面での包括的な視点でとらえ, 生活背景に応じた看護ケアを行っていく.

引 用 文 献

1) 辻哲也(編):がんのリハビリテーションマニュアル―周術期から緩和ケアまで. 医学書院, 2011.
2) 辻哲也:乳がんの特徴・治療・リハビリテーションの概要. 辻哲也(編):がんのリハビリテーションマニュアル―周術期から緩和ケアまで. p.121, 医学書院, 2011.
3) Langer I, Guller U, Berclaz G, et al:Morbidity of sentinel lymph node biopsy(SLN)alone versus SLN and completion axillary lymph node dissection after breast cancer surgery:a prospective Swiss multicenter study on 659 patients. Annals of Surgery 245(3):452-461, 2007.
4) 日本リハビリテーション医学会, がんのリハビリテーションガイドライン策定委員会(編):がんのリハビリテーションガイドライン. 金原出版, 2013.
5) McNeely ML, Campbell K, Ospina M, et al:Exercise interventions for upper-limb dysfunction due to breast cancer treatment. Cochrane Database of Systematic Reviews 2010

【リンパ浮腫】	
測定結果	
手背(右)	5.6(cm)
手背(左)	6.0(cm)
手首(右)	13.0(cm)
手首(左)	14.0(cm)
肘下5cm(右)	16.8(cm)
肘下5cm(左)	18.0(cm)
肘上10cm(右)	23.0(cm)
肘上10cm(左)	24.0(cm)
前回測定日	2015/01/01
症状	
圧痕	有
肩・背部の違和感	有
炎症兆候	無
その他	左前腕内側，手首内側に軽度皮膚肥厚あり．
既往	
手術	有
術式	左
	乳房切除術 腋窩郭清
身体情報	
利き手	右
身長	156.0(cm)
体重	48.00(kg)
体重の増減	無
	S：左腕を使ってしまうと肩の痛みが強くなってしまうようで心配．腕に負担がかかってリンパ浮腫になるんじゃないかと不安で，あまりストレッチもやってません O：左肩挙上45〜60°挙上時にNRS 3/10鈍痛．安静時NRS 0/10．自宅でのストレッチに対する不安あり．術後は仕事や家事はつい右手で行うことが多い様子 A：ストレッチなど肩，上肢に対する可動への不安，緊張あり．リハビリテーションの必要性を説明し積極的に行うよう介入が必要 P：ご本人のペースに合わせリハビリ励行を勧める．継続評価

図 2-14 カルテ記載の例（聖路加国際病院のリンパ浮腫に関する記録テンプレート）

Jun 16(6)：CD005211.

6) 日本乳癌学会(編)：科学的根拠に基づく乳癌診療ガイドライン1治療編．金原出版，2013.

7) Beurskens CH, van Uden CJ, Strobbe LJ, et al：The efficacy of physiotherapy upon shoulder function following axillary dissection in breast cancer, a randomized controlled study. BMC Cancer 30(7)：166, 2007.

8) Rietman JS, Dijkstra PU, Hoekstra HJ, et al：Late morbidity after treatment of breast cancer in relation to daily activities and quality of life：a systematic review. European Journal of Surgical Oncology 29(3)：229-238, 2003.

9) Tobin MB, Lacey HJ, Meyer L, et al：The psychological morbidity of breast cancer-relat-

ed arm swelling. Psychological morbidity of lymphoedema. Cancer 72(11)：3248-3252, 1993.

10）Yarbro CH, Debra W, Gobel BH：Cancer Nursing：Principles and Practice(7 th ed). Jones & Bartlett, 2010.

（大畑　美里）

3 上下肢のリンパ浮腫に対する がん患者のリハビリテーション
乳がん，子宮がん，卵巣がん，大腸がんなど

1 症状のメカニズム

体循環は，血管を介した血液の流れが中心であるが，リンパ管によるリンパ液の流れも重要である．血管が体の末梢に血液を送ったあとに中枢へ血液を回収するという閉鎖循環であるのに対して，リンパ管は末梢から中枢にリンパ液を戻すだけであり，最終的には静脈の中に注ぐ半閉鎖循環である．リンパ液は通常無色透明で，水分，タンパク，白血球などの細胞成分などからなっており，脂肪を含むと乳白色になり，大きな高分子物質や水分を再び血液循環に戻す役割を果たしている．

リンパ浮腫はリンパ管におけるリンパ液の輸送障害によって起こる．リンパ液の流れがどこかで障害を受けた場合，リンパ液が停滞し，結果として間質内の水や高分子物質がリンパ管に移動することができず，浮腫が生じてしまう．がん患者では，治療のためリンパ節郭清が行われたり，リンパ節領域へ放射線が照射されたりすることもあり，これらによってリンパ液の主要な流れが阻害され，慢性的にリンパ液が停滞しやすい状態となる．その状態でリンパ液が急激に増加したり，リンパ管の流れがさらに阻害されると，リンパ液輸送の限界を超えリンパ浮腫を発症する．

リンパ浮腫の症状

リンパ浮腫に伴う症状は，上肢，下肢で以下のような特徴がある．

●上肢でみられやすい症状

患側の一部または全体が腫れぼったい，ピリピリ感が出てきた，皮下に透けて見えていた血管が見えにくくなってきた，皮膚をつまんでも皮膚にしわが寄りにくくなってきたなど．

●下肢でみられやすい症状

患側の靴が履きにくくなった，下着，靴下のゴムがきつく感じる，痕がつきやすくなる，腰・腹周りが太ったように感じる，しゃがむときに膝が曲がりにくくなるなど．

リンパ浮腫が重症化すれば四肢の可動域制限，皮膚，皮下組織の線維化に伴う硬化，易感染性などさまざまな問題点が生じてくる．リンパ浮腫に伴って蜂窩織炎を発症すると，組織伸展痛が強くなり，発熱などが現れる（**図 2-15**）．

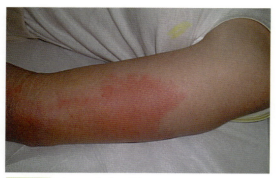
図 2-15 リンパ浮腫に伴う蜂窩織炎

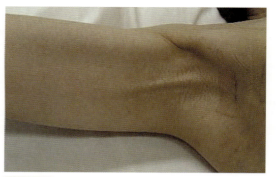
図 2-16 axillary web syndrome：腋窩術後に起こる上肢のモンドール病

　乳がんの手術で腋窩郭清後に，しばしば側胸部から上腕内側にしびれ感，ひりひり感があり，リンパ浮腫の症状との違いがわかりにくい．また，しばしば axillary web syndrome〔モンドール病ともいわれる（p.49）〕が一過性に出現し，それによるつっぱり感や痛みをリンパ浮腫と混同してしまうこともある（図 2-16）．

2 リンパ浮腫の評価

　リンパ浮腫の診断は 3 段階に分けられる．1 段階目はリンパ浮腫の存在診断である．残念ながら簡便で信頼性の高い客観的方法は確立されていない．しかし，基本的な理学的所見が何より簡便かつ有効であり，視診，触診で評価することにより多くのリンパ浮腫が診断可能なので，医療者はよく学ぶ必要がある．視診では両肢の太さの左右差，局所的な浮腫の存在，皮膚の張り感，体表静脈の見えにくさなどをみる．触診でも皮膚のつっぱり感がないか，皮膚をつまみ薄く把持できるかを確認する（図 2-17）．患側では，皮膚，皮下組織のむくみのため皮膚が肥厚し薄くつまみあげられない．下肢では，第 2 足指付け根の皮膚を指先でつまみ上げることができなくなる所見を，特に Stemmer's sign とよんでいる．

　しばしば行われている方法として，両肢の周囲径を，測定ポイントを決めてメジャーで測定し，患側と健側を比較してその差で浮腫の有無を判断する（図 2-18，図 2-19）．概ね 1 cm 以上の差がある場合には，浮腫の存在を疑ってもよい．しかし，健常人でも 1 cm 以上の周径差がある場合もあり，測定部位によって差の程度が異なるため，どれくらいの差をもってリンパ浮腫というかは実際のところ難しく，注意が必要である．がんの治療前に周囲径を測定していれば，治療前後で比較することにより浮腫の存在を判断しやすいが，肥満など体重変化によっても差が出てしまう可能性があり，健常肢の周径の変化も参考にして考えていく必要がある．両側腋窩郭清や，骨盤手術で両側の骨盤内，鼠径部郭清が行われていると周径差による判断は難しくなる．周径を測定する方法は，リンパ浮腫の診断というよりもむしろ，治療効果を含めた経過をみるために用いる

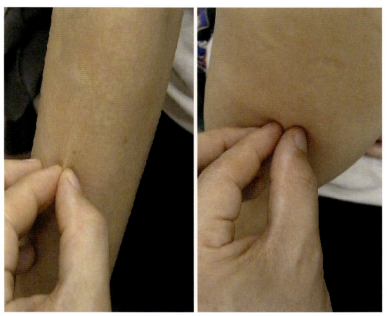

リンパ浮腫なし　　　　　　　　　リンパ浮腫のため皮膚をつまめない

図 2-17　リンパ浮腫に伴う皮膚の肥厚

のがよいだろう．

　複数ポイントの周径差から，ボリュームを近似的に計算する方法も同様である．さらに水の入った容器に上下肢を入れ，あふれてきた水の量でボリュームを測定する方法もあるが，基本的な原理は変わりがない．

　リンパ浮腫が進行している場合には，ほかの浮腫との鑑別や併存に注意を要するものの，それほど難しくない．初期には押すと皮膚がくぼむ（pitting edema）が，リンパ浮腫を放置していると時間の経過とともに皮下組織内の線維化が起こり，押してもくぼまなくなる（non-pitting edema）．重症度は上肢よりも下肢で進みやすい．下肢は常に体の下にあり，重力の関係から水分が下肢に貯留しやすいからである．

　潜在的なリンパ浮腫を見出すためには，リンパ管シンチグラフィが有用である．これはアイソトープを四肢末梢に注入し，リンパ管の流れをとらえることで診断する方法であり，リンパ管の閉塞，うっ滞を確実に捉えることができる．そのため0期の潜在的なリンパ浮腫から診断可能である．しかし若干侵襲的であるため用途は限られる．

　超音波検査は簡便，非侵襲的で，非常に有用である．1つは静脈血栓の存在をみるための血管エコーであり，もう1つは体表の皮膚，皮下組織の変化をみるリンパ浮腫の存在診断である．血管エコーは，深部静脈血栓症も含めた静脈系の異常との鑑別，あるいは併存の可能性を判断するためしばしば行われる．リンパ浮腫の存在診断は，高解像度超音波装置の進歩に伴って注目されるようになってきた．リンパ浮腫があると，皮膚の均一な肥厚（心不全では皮膚深部が肥厚），皮下組織の肥厚，皮下組織直下の高エコー帯の欠如，敷石状パターンなどの所見が描出される．

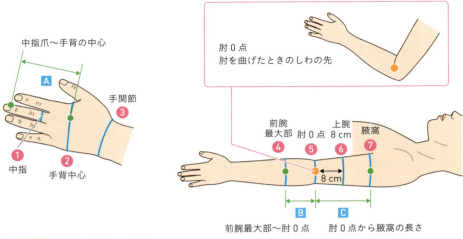

図 2-18 上肢周囲径の測定

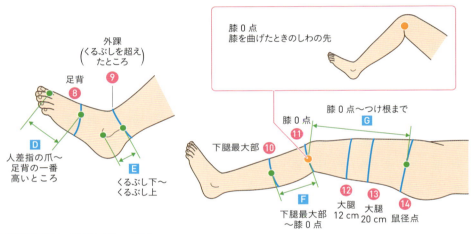

図 2-19 下肢周囲径の測定

　CT や MRI も四肢の断面を詳細に観察でき，客観的である．必要があれば，これらの検査も考慮に入れてよいだろう．CT は悪性疾患の存在を評価するのにも有用であるが，超音波検査でも代用可能である．

自己評価

　自己評価の目的は，患者がリンパ浮腫の初期症状を知って自身で早期発見できるようになり，悪化する前に病院を受診できるようにすることである．そのためにリンパ浮腫で起こりやすい症状を知っておき，リンパ浮腫の可能性が疑われた場合には，早めに病院を受診することが勧められる．ただし，症状のみでリンパ浮腫と断定することは難しく，特に術後早期にはさまざまな症状がみられることも多いため，その都度，医療者と相談する必要がある（よくみられる症状は p.67）．

表 2-15 原因からみた浮腫の鑑別

毛細血管静水圧の上昇 （静脈のうっ滞）	深部静脈血栓症 静脈弁機能不全（静脈瘤など） うっ血性心不全 電解質異常など
血漿膠質浸透圧の低下	肝硬変などの肝疾患 腎不全，ネフローゼ症候群などの腎疾患 低栄養など
血管透過性亢進	外傷，熱傷 アレルギー 感染症など
リンパ液の輸送障害 （リンパ浮腫）	リンパ節郭清後，放射線療法後，悪性腫瘍など

表 2-16 リンパ浮腫の臨床病期分類

0 期	浮腫は明らかでないが，リンパ液の輸送障害がある
1 期	浮腫が軽度で，水分が多く指で圧迫すると圧迫痕が残り，四肢の挙上で浮腫の軽減がみられる
2 期	浮腫の程度が強くなり，四肢の挙上で浮腫は軽減せず，晩期には圧迫しても圧迫痕が残らない
3 期	皮膚が硬化して角化がみられ，放置すると潰瘍を形成したり，象皮病とよばれる状態となる

リンパ浮腫診断の 2 段階目は浮腫の鑑別である．どのような原因で浮腫を生じているかを考えながら浮腫の種類を分類していく（**表 2-15**）．浮腫の種類によって治療方針は大きく異なってくること，2 種類以上の浮腫が混在していることもあるので，分類せずに治療に進むことは危険である．

リンパ浮腫診断の 3 段階目はリンパ浮腫の病期診断である（**表 2-16**）．重症度によってマネジメントが変わってくるからである．2 期の前期までの線維化が起こる前に治療できると可逆的であるが，線維化が始まると厄介である．

3 手術前後に行うセルフケアの指導

今後起こりうる問題点をあらかじめ知り，問題が起きたときに適切な処置を患者自身で行えることは大切である．対処法や注意点を知ることで，リンパ浮腫に対する不安を和らげることにもつながる．セルフケアは日常生活の一部になるように指導していくことが望ましいが，画一的な指導法ではセルフケアを継続させることは難しい．本人の考え方，予防を徹底的に行いたいのか，必要最低限で済ませたいのか，家族の協力は得られるのか，職業，趣味は何か，ペットは飼っていないかなどを確認し，実行可能なセルフケアを各人の状況に応じて柔軟に考えていかなければならない．実際の指導では，原

上下肢のリンパ浮腫に対するがん患者のリハビリテーション　71

表 2-17 リンパ浮腫の予防指導

リンパ浮腫発症の最大の原因は重力	浮腫が起こりやすい部分を高い位置に保つ
リンパの流れを阻害しない	皮下のリンパ管が閉塞されないようにする，皮膚をケアする
リンパ液の流れを促す	適度な運動，呼吸
リンパ液の量を増やさない	創傷，炎症，感染，過度の日焼けを起こさないように注意する，極端な疲労を避ける

因を理解してもらいつつ行うことで，患者自身で考えながらよりよい予防につなげるきっかけになるだろうと思われる（**表 2-17**）．

　皮膚のダメージはリンパ浮腫の発症の契機となりうる．皮膚のケアを行うことは，乾燥を防ぎ，表在リンパ管の状態を良好に保ち，皮膚からの感染を防ぐことにつながる．四肢の洗浄は，柔らかいタオルや手で弱酸性の低刺激性の洗浄剤を泡立て，強い摩擦を加えず，傷をつけないように適度に圧迫して行う．最後に洗浄剤成分が残らないように十分洗い流す．洗浄後やセルフリンパドレナージ後には皮膚の乾燥を防ぐために，保湿剤を用いることが勧められる．

　日頃からの段階的，計画的なエクササイズによって患側の筋力を鍛えることにより，リンパ浮腫の発症を増加させることはなく，発症中であっても悪化させることはないことが証明されている．筋力を鍛えることは四肢に余裕をもたせることになり，筋肉ポンプによってリンパ液の流れを促すことにもつながりうるので，むしろ行うことが推奨される．

セルフリハビリテーション

　明確に証明はされていないものの，軽度のリンパ浮腫ではセルフリハビリ，すなわちシンプルリンパドレナージ（simple lymphatic drainage：SLD，以下ドレナージ）によってある程度改善が見込め，それ以上悪化させないことにも役立つ．また，自らの生活をしっかり管理してもらうためにも重要と思われる．弾性着衣はリンパ浮腫の軽減に有効であるが，夏場や湿気が高いと暑く蒸れてしまいがちである．また長袖，長ズボンで隠さないとはっきり見えてしまう．上肢では弾性スリーブ，下肢では弾性ストッキングがあり，編み方（丸編み，平編み），圧，形，長さがさまざまあり，個々の患者にあったものを購入し着用してもらう．

シンプルリンパドレナージ（SLD），簡易的リンパドレナージ

　患者自身，またはその家族が行う方法であるが，ここでは患者自身が行うことを想定する．まず患者とゴールについて話し合うべきであり，一律に同じ指導を行うことは推奨されない．患者自身がそれを行うための能力，時間，モチベーションなどが備わって

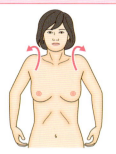
肩まわし

肩をまわし，頸部リンパ節や腋窩リンパ節を刺激し，リンパの流れを促進させる．両肩を後ろへ大きく，ゆっくりと1秒間に1度のペースでまわす（10回）．

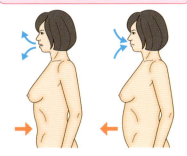
腹式呼吸

腹式呼吸を行い，身体の中で最も大きなリンパ管である胸管を刺激して，全身のリンパ液の流れを促進させる（5回）．

図 2-20 セルフリンパドレナージの準備運動
肩まわしと腹式呼吸は，身体の深部にあるリンパ管の流れを促進させる目的で行う．どのドレナージの前にも準備運動として行う．

いることが重要であり，セルフケア能力の確認をしておく必要がある．仕事が忙しい，子育てや親の介護などでとても自分のケアを行っている時間がないなど，問題を抱えている場合も少なくない．モチベーションが維持できないと，セルフケアはすぐに行われなくなる．継続には，指導する側の熱意と自信もかなり影響するようである．

前処置

　　リンパ液が灌流しやすい環境を作ることが目的である．リンパ液の流れは受動的であり，呼吸や筋肉の動きといった体の動きで促進される．安全な方法として，肩まわしや腹式呼吸が勧められる（**図 2-20**）．上肢の場合は肩回しをゆっくりと10回ほど行い，鎖骨上リンパ節領域のリンパ液の流れを促し，静脈角への流れを促す．下肢の場合は，腹部のリンパ系の流れを促すため，手のひらを下腹部に当てて，鼻からゆっくりと息を吸い，腹部を膨らませるようにする．その後数秒息を止めて，口からゆっくり息を吐き出す．これを3～5回ほど行う．腹式呼吸の前後で，手のひらで腹部を「の」の字を描くように10回ほどやさしく擦る．

　　ドレナージを行う際には，温かく静かで，かつ心地よい部屋で行うことが大切である．ドレナージは軽く，ゆっくり，リズミカルに行う必要がある．洋服の上からではなく，手のひらを皮膚に直接当てて行う．皮膚の上で手を滑らそうとしてはならない．手の動きは円を描くような動きを基本としている．圧力は皮膚の上に手を載せる程度であり，心地よいと感じる程度に動かす．最初の半円は手の重みで動かすようにし，その後の半円は皮膚の弾力で戻すようにする．同じ部位で5～10回繰り返す．リンパの流れが損なわれていない部分からドレナージを行って，リンパの流れを促進した後，浮腫がみられる部分のリンパ液を移動させ，灌流できるようにドレナージを行う．患肢のドレナージよりもむしろ，体幹のドレナージを行うことの方が基本的に有効である．おおまかにドレナージの順序を示す．

乳がん治療における右腋窩郭清後では，リンパ液を流す目標は左腋窩リンパ節と右鼠径リンパ節である（**図 2-21**）．ドレナージの順序として，左腋窩から鎖骨の下で右上肢の付け根に移動していく．次に右鼠径部から右体側面を通って右上肢の付け根に移動していく．その後，右上腕外側，上腕内側，外側から内側に向かって進め，肘外側，内側，前腕外側，内側，手首外側，内側，手の甲，手掌，各指をドレナージしていく．今度は前腕外側，上腕外側と戻る．

　骨盤内腫瘍の郭清後では，リンパ液を流す目標は右下肢から右腋窩へ，左下肢から左腋窩である（**図 2-22**）．腋窩から体側面を通って鼠径部外側，殿部外側，大腿部外側，内側，内側から外側，膝，膝裏，下腿前面から足首，ふくらはぎ，くるぶし周囲，足背，足底，各指をドレナージしていく．今度は下腿前面，大腿外側，殿部外側，体側面，腋窩と戻る．

シンプルリンパドレナージの留意点

　ドレナージを行う際にいくつかの禁忌事項があるため，知っておく必要がある．

　感染で急性炎症（蜂窩織炎）を起こしている場合は，ドレナージによって炎症を増大させ，菌を拡散することにもつながるため禁忌である．患部を素早く冷やして病院を受診し，抗菌薬を投与してもらうことが必要になる．

　ドレナージはリンパ液を体循環に戻す操作のため，心機能が弱っていて，心不全傾向がある患者が行うと，心不全を悪化させる可能性がある．

　深部静脈血栓症がある場合も注意が必要である．リンパ浮腫のドレナージは皮膚の上に手を置く程度の圧のため，通常は問題ないと思われるが，圧を強くしてしまうと，血栓を中枢に飛ばしてしまうことにもなりうるので危険を伴う．

　悪性腫瘍の進行によってリンパ浮腫が生じている場合は，ドレナージも有効でないことが多い．

　腸閉塞の傾向にある場合，ドレナージによって蠕動が活性化されるため腹部領域のドレナージは行わないほうがよい．同様に腹腔内に炎症が疑われる時もドレナージによって炎症が波及することがあるため禁忌である．

　セルフケアは非常に重要であるが，自己流であったり，禁忌を知ることなく行えば，リンパ浮腫をむしろ悪化させることになりかねない．患者へは十分な教育を行ったうえで，個別に進めていくことが大切である．

参 考 文 献

1）増島麻里子（編）：病棟・外来から始めるリンパ浮腫予防指導．医学書院，2012.
2）Twycross R, Jenns K, Todd J（eds）：Lymphoedema. Radcliffe Medical, 2000/ 季羽倭文子，志真泰夫，丸口ミサエ（監訳）：リンパ浮腫―適切なケアの知識と技術．中央法規出版，2003.
3）加藤逸夫（監修）：リンパ浮腫治療のセルフケア．文光堂，2006.
4）佐藤佳代子（編）：リンパ浮腫の治療とケア．医学書院，2005.

（矢形　寛）

1　左側のわきの下へリンパ液を導く

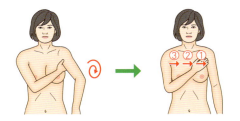

左側の腋の下へ右の手のひらをぴったり密着させ，円を描くように皮膚をゆっくり動かす．

左側の鎖骨の下に右手を置き，左側のわきへ向かって（手術部位と逆方向へ）ゆっくり皮膚だけを動かす．左の腋窩近くから始め，①〜③（手のひら1つ分ずつ）の順番で，手を置く位置を少しずつ右側へずらしてさする．

2　右側の鼠径部へリンパ液を導く

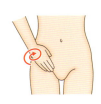 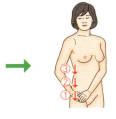

右鼠径部の脈を打っているところを探し，中指を添える．その位置から手を離さず，円を描くようにゆっくり皮膚だけを動かす．

鼠径リンパ節のすぐ上の右の対側面に手のひらを当て，鼠径リンパ節の方向にゆっくり皮膚をさする．①〜③（手のひら1つ分ずつ）の順番に行う．ウエスト周辺は2倍の回数を行う．

3　右腕のセルフリンパドレナージ（それぞれ5〜10回）

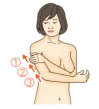 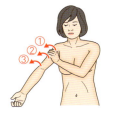 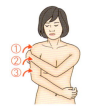

右肩の外側に左手を置き，肩の方向へ流す．手を置く位置を①〜③（手のひら1つ分ずつ）の順に移動させる．

上腕内側に手のひらを当てて，内側から外側に向かって皮膚だけを動かす．腕の付け根に近い側から，①〜③（手のひら1つ分ずつ）の順にさする．

腕の外側から内側へ向かって，ゆっくり皮膚だけを動かす．肩に近い側から始めて，①〜③（手のひら1つ分ずつ）の順番で流していく．

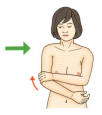 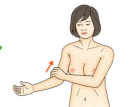 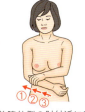 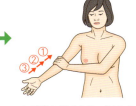

右肘の外側に左手を置き，肩に向かって肘部分だけをゆっくりさする．

軽く曲げた右肘の内側に左手を置き，肘部分だけを肩方向にさする．

右前腕外側の肘付近に手を置いて，肘方向へさする．①〜③（手のひら1つ分ずつ）の順にさする．

右前腕内側である，肘のすぐ下に手のひらを当て，肘方向へさする．①〜③（手のひら1つ分ずつ）の順にさする．

右手首の外側を肘方向へさする．

右手首の内側を肘方向へさする．

右手の甲を肘方向へさする．

右の手のひらを肘方向へさする．

図 2-21　右腋窩リンパ節郭清を行った場合のセルフリンパドレナージの手順

手術を行っていない側の腋へリンパ液を流す．そして，術側の鼠径部へ流す．続いて術側の腕のリンパ液を流す（それぞれ5〜10回）．

1　むくむ可能性がある，むくんでいる脚と同じ側のわきの下へのリンパ液を流す

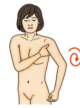
むくんでいる脚，もしくはリスクがある脚側のわきの下に手のひらを密着させ，ゆっくりと円を描くように皮膚を動かす（10回）．

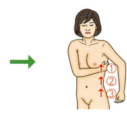
わきのすぐ下に手を置き，わきの方向へゆっくりさする．脚の付け根までを，①〜③（手のひら1つ分ずつ）の順に移動させながら行う．ウエストの部分では，他の2倍の回数を行う．

2　むくむ可能性がある，むくんでいる側の脚のドレナージを行う

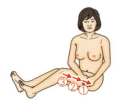
鼠径部から膝までの間を，①〜③（手のひら1つ分ずつ）の順に，脚の付け根側へ向かって皮膚だけをさすり，大腿部外側のリンパ液の流れを作る（5〜10回）．

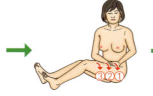
大腿部外側のリンパの流れにつなげるよう，大腿部上側から大腿部外側に向かって，①〜③（手のひら1つ分ずつ）の順にさする（5〜10回）．

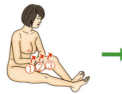
大腿部内側から大腿部上側に向かって，①〜③（手のひら1つ分ずつ）の順にさする（5〜10回）．

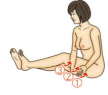
大腿部の下で両手を組み，①〜③（手のひら1つ分ずつ）の順に，大腿部外側に向かってさする（5〜10回）．

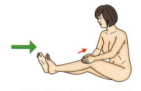
両手で膝を包み，膝部分を大腿部方向へ向かってさする（10回）．

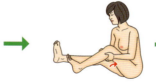
膝を軽く曲げ，膝の裏に両手を置き，軽く上に押し上げるように動かす．脚の付け根側へまわすようにする（10回）．

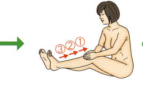
膝下のすねに両手を置き，膝から足首までを①〜③の順番で膝の方向へさする．

ふくらはぎに両手を置き，膝裏から足首まで①〜③（手のひら1つ分ずつ）の順に，膝の裏へ向かってさする（5〜10回）．

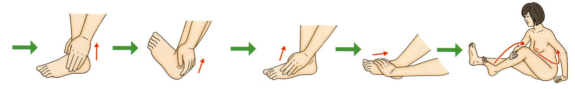

くるぶしを覆うように両手で包み，くるぶし部分の皮膚を膝の方向へさする（5〜10回）．

アキレス腱を覆うように両手を置き，その部分の皮膚だけを膝裏の方向へさする（5〜10回）．足首の角度を90度にするとアキレス腱がわかりやすい．

足首に手のひらを置いて膝の方向に向かって，足首部分の皮膚だけをさする（5〜10回）．

足の甲に手のひらを置く．足の甲部分の皮膚だけを足首の方向へさする（5〜10回）．

足の甲からわきの下まで軽くさすりあげる（3回）．

図 2-22　脚のセルフリンパドレナージ

むくむ可能性がある，もしくはむくんでいる側の脚と同じ側の腋の下へリンパを流す．そして，むくむ可能性がある，むくんでいる側の脚のセルフリンパドレナージを行う．

4 手術前に行うセルフケア指導の実際

術前リハビリを受ける患者背景を考慮したかかわり方

　　リンパ浮腫に関する術前オリエンテーションは，手術入院の決定後からの外来の期間，あるいは，入院後の術前期間に行われる．しかし，この時期の患者は，精査を継続していたり，術前化学療法を受けている可能性がある．また，乳がん患者の場合，さまざまな術式を提示され，自分自身で決定しなければならない時期である可能性もある．看護師は，リンパ浮腫予防指導の時期にある周術期患者はさまざまな経過のなかにいることを頭に留め，患者の心身の状況を安定させることを最優先にかかわる（図2-23）．主に術前には，予定される術式とリンパ浮腫との関連を説明したり，リンパ浮腫の発症を過度に怖れる場合は不安や疑問について丁寧に対応し，リンパ浮腫に関する適切な知識を提供する．

リンパ浮腫の捉え方のアセスメント

　　患者によって，リンパ浮腫に対する認識や知識はさまざまである．近年は，リンパ浮腫への関心の高まりもあり，患者自身が書籍やインターネットでリンパ浮腫に関する情報を得ていることが多い．しかし，膨大な情報のなかから，患者個別の身体状況や治療に即した内容を選び，活用するためには専門的知識が必要となる．

　　乳がんや婦人科系がんの手術を受けるということは，リンパ浮腫の発症リスクと生涯付き合うことを意味する．そのため術前期は，患者ががんサバイバーとして長きにわたり生きるうえで，リンパ浮腫のリスクと向き合う最初の段階である．看護師は，術前に患者からリンパ浮腫に関する疑問などを話された際は，看護師の対応も含めて記録に残し，術後指導につなげていく．

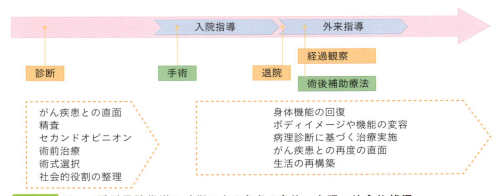

図2-23 リンパ浮腫予防指導の時期にある患者の身体・心理・社会的状況

四肢周囲径の基準となる計測

　四肢周囲径の計測値は，測定時の誤差や，体重増加や体型変化に左右される．したがって，計測値単独ではリンパ浮腫と判断せず，視診，触診や本人の自覚症状と合わせて，リンパ浮腫の早期発見につなげる1つの指標として活用する．

　周囲径を計測する場合は，同一人物または手技を同じくした者が測定し，かつ術前の値と比較するのが理想的である．短期入院の影響もあり，術前は時間が確保できない場合も多いが，可能であれば患者自身が計測することが望ましい．乳がん患者の場合，片手で上肢を計測しようとすると難しいが，輪状にできるメジャーを使うと本人でも計測しやすい（図2-24）．

　リンパ浮腫発症の可能性がある部位は，片側乳がんでは患側上肢，両側乳がんでは両上肢，婦人科系がんで骨盤内リンパ節郭清を伴う場合は両下肢である．片側乳がんでは，健側上肢と患側上肢の計測値の左右差を比較することもあるが，両側乳がんや婦人

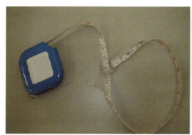 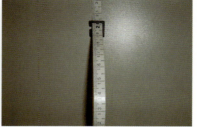

図 2-24　輪状にできるメジャー

測定日時	2015年12月15日 10：00	2015年12月29日 10：15		2016年1月15日 10：20	
測定者	看護師○○さん	自分		自分	
体重	52.3 kg	53.2 kg		52.8 kg	
体位	病院のベッドテーブルに手を置く	リビングの椅子に座って机に手を置く		同じ	
上肢/下肢	右　　　　左	右	（左）	右	（左）
肘上10 cm（上腕）	26.7　　　25.8	27.2	26.5	26.8	26.0
肘下5 cm（前腕）	24.8　　　23.8	25.1	24.4	24.8	24.0
手首	15.5　　　15.1	15.6	15.3	15.3	15.2
メモ（BMI，今行っている治療内容，自覚症状，その他気づいたことなど）	BMI：19.2 今日は入院日．明日，手術なので，看護師さんが腕の太さを測ってくれた．	BMI：19.5 手術から2週間．自分で測ってみた．左腕が少し太くなっているけれど，大丈夫かな．腕がはっている感じやだるい感じはないみたい．		少し慣れたけど，左腕は測りにくい．腕がはっている感じやだるい感じはない．	

図 2-25　計測値の記録用紙

科系がんでは，両上肢または両下肢のいずれもが患肢である．原則として，周囲径の計測値は同一部位の値を縦断的に比較する．

四肢の太さは起床時と就寝時では差異が生じやすい．変動の可能性を最小限にするため，計測する時間帯も朝あるいは就寝時などと患者が計測しやすい同一時間を設定したり，計測時の体位もできるだけ統一する．そして記録の際は，体重，体位，時刻なども併記する（**図 2-25**）．

5 手術後（入院中）に行う指導の実際

リンパ浮腫予防期の患者にリンパ浮腫について説明した際，リンパ浮腫指導管理料を算定できるのは，看護師と理学療法士の 2 職種である．リンパ浮腫指導管理料は，入院時および外来時に算定できるが，指導時期にあたる術前術後の患者は，心身ともにさまざまな状況に直面する．そのため，これらの時期に患者にかかわる医療者は，患者の心身の状況を見計らいながら，永続的にリンパ浮腫が生じる可能性があることをふまえ，患者が健康管理の一部として患肢をいたわっていけるように情報提供を行う．

リンパ浮腫指導管理料（入院中）の算定要件をふまえたかかわり方

2008 年度に診療報酬に「リンパ浮腫指導管理料」が新設され，入院中 1 回の個別指導で 100 点の算定が可能である（**表 2-18**）．患者は，入院中にはリンパ浮腫を発症していないことが多いので，リンパ浮腫を具体的にイメージすることが難しかったり，現実味をもちにくいかもしれない．看護師は，患者の退院後の生活を想定しながら，患者がリンパ浮腫について正しく理解し，継続的に早期発見に努められるようにかかわる．リンパ浮腫指導管理料算定要件を盛り込む指導内容の項目例を示す（**図 2-26**）．

患者が抱きやすい疑問を解消し，「わかる！」と思える指導のポイント

リンパ浮腫って何ですか．私の場合，どこがむくむのでしょう

リンパ浮腫の発症部位を説明する際は，人体図を用いて患者の身体のどこのリンパ節を郭清し，どこにリンパ浮腫が生じる可能性があるかを図示しながら説明する．リンパ節郭清後のリンパ液の流れは，正常なリンパ液の流れに比べて滞りやすいこと，乳がん術後は上肢，婦人科がん術後は下肢だけではなく，リンパ節郭清した体液区分線内の領域はリンパ浮腫を生じる可能性があることを伝える（**図 2-27**）．

将来，必ずリンパ浮腫が生じてしまうのでしょうか．いつ，なるのでしょう

リンパ浮腫の発症頻度は，論文によって測定方法やリンパ浮腫の定義が異なるため，統一した数値を明示することが難しい．近年の報告によると，乳がん患者の場合は腋窩

表 2-18 リンパ浮腫指導管理料（入院中）

　　保険医療機関に入院中の患者であって，子宮悪性腫瘍，子宮附属器悪性腫瘍，前立腺悪性腫瘍又は腋窩部郭清を伴う乳腺悪性腫瘍に対する手術を行ったものに対して，当該手術を行った日の属する月又はその前月若しくは翌月のいずれかに，医師又は医師の指示に基づき看護師又は理学療法士が，リンパ浮腫の重症化等を抑制するための指導を実施した場合に，入院中1回に限り算定する．

(1)　リンパ浮腫指導管理料は，手術前又は手術後において，以下に示す事項について，個別に説明及び指導管理を行った場合に算定できる．

　　ア．リンパ浮腫の病因と病態
　　イ．リンパ浮腫の治療方法の概要
　　ウ．セルフケアの重要性と局所へのリンパ液の停滞を予防及び改善するための具体的実施方法
　　　(イ) リンパドレナージに関すること
　　　(ロ) 弾性着衣又は弾性包帯による圧迫に関すること
　　　(ハ) 弾性着衣又は弾性包帯を着用した状態での運動に関すること
　　　(ニ) 保湿及び清潔の維持等のスキンケアに関すること
　　エ．生活上の具体的注意事項
　　　　リンパ浮腫を発症又は増悪させる感染症又は肥満の予防に関すること
　　オ．感染症の発症等増悪時の対処方法
　　　　感染症の発症等による増悪時における診察及び投薬の必要性に関すること

(2)　指導内容の要点を診療録に記載する．

(3)　手術前においてリンパ浮腫に関する指導を行った場合であって，結果的に手術が行われなかった場合にはリンパ浮腫指導管理料は算定できない．

（診療報酬の算定方法の一部を改正する件(告示)，平成26年厚生労働省告示第57号，診療報酬の算定方法の一部改正に伴う実施上の留意事項について(通知)，平成26年3月5日保医発0305第3号より）
下線は筆者による．

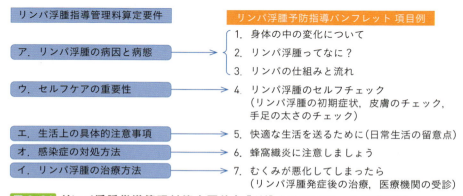

図 2-26 リンパ浮腫指導管理料算定要件を盛り込んだパンフレットの項目例

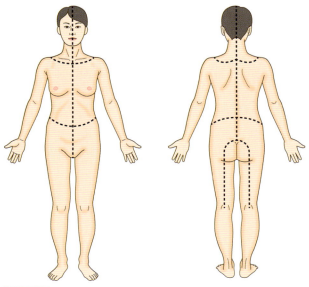

図 2-27 体液区分線

　リンパ節部に手術や放射線療法を受けた患者のうち15〜28％に上肢リンパ浮腫を生じ[1]，骨盤リンパ節郭清を伴う婦人科がん術後患者においては45.2％が下肢リンパ浮腫を生じている[2]．

　リンパ浮腫0期の患者は，リンパ浮腫を発症するリスクは生涯あると考えられている．リンパ浮腫は，手術後数日から認められるが一過性の浮腫であることも多く，永続的なリンパ浮腫につながるかは判断がつきにくい．そのため，術直後から浮腫が認められたとしても継続的に観察し，治療後数か月から1年経過しても浮腫の残存や増悪が認められるようであればリンパ浮腫ととらえ，専門的治療を導入する．

日常生活ではどんなことに気をつければよいのでしょう

　国際リンパ学会[3]によると，一般的にリンパ浮腫予防策として「してはいけないことリスト」が示されているが，慣習的なものも多く，今後の研究の積み重ねが必要であると言及している．現在，スキンケアの有効性については，リンパ浮腫予防との関連が示されていることから[4]，日常生活の主な留意点は，スキンケアを日常的に行い皮膚のバリア機能を保つこと，リンパ液が滞りやすい部分を傷つけないこと，リンパ液の流れが滞らないようにすることである（表2-19，表2-20）．

　また，肥満は乳がんあるいはその治療によって起こる上肢リンパ浮腫の危険因子と考えられているが，下肢リンパ浮腫については肥満とリンパ浮腫が関連するとの論文は得られていない[5]．肥満の指標としてはBMI（body mass index）が用いられ，BMI 25またはBMI 30以上が1つの目安として考えられる．日本の成人女性におけるBMI 25以上の割合は，30〜40歳代では15％弱，50歳代以降は20％以上であることから[6]，乳がんに罹患しやすい世代の4〜5名に1名は体重管理の必要性が想定される．該当する患者に

表 2-19 患者が継続できる日常生活上の留意点のポイント（上肢）

- 手術側の腕や胸背部を傷つけないようにする
  （生活の中で傷つけやすい場面を患者が考えられるように問う）
    医療機関では？（例：採血，鍼灸）
    自宅では？（例：料理，裁縫，アイロンでのやけど）
- 手術側の腕のリンパの流れが滞らないようにする
    医療機関では？（例：血圧測定）
    よく着る衣類は？（例：袖口にゴムの入った衣服）
    持ち物は？（例：紐が肩にくいこむバッグ，装身具）
    重いものを持つ機会や頻度は？（例：子どもを抱く）

表 2-20 患者が継続できる日常生活上の留意点のポイント（下肢）

- 両下肢や腰殿部（または手術側）を傷つけないようにする
  （生活の中で傷つけやすい場面を患者が考えられるように問う）
    医療機関では？（例：鍼灸）
    自宅では？（例：素足での行動，低温やけど）
- 下肢のリンパの流れが滞らないようにする
    よく着る衣類は？（例：きついガードル）
    仕事は？（例：立ち仕事，正座が多い）

は，体重減少または現状維持を勧め，ハイリスク患者として医療者が外来でも継続的に患肢を観察していくことが望ましい．

このむくみは，リンパ浮腫なのでしょうか

　患者の身体変化は患者自身が一番に気づくことが多いが，リンパ浮腫であるかどうかを判断することは難しい．そこで看護師は，患者が身体変化に気づいたら，①いつから，②どの部位に，③どんな変化があったのか，を医療者に伝えるよう説明する（**表2-21，表2-22**）．

感染症とは何でしょうか．どうしたらよいでしょう

　リンパ浮腫指導管理料の算定要件の項目に「感染症の発症等増悪時の対処方法」がある．これは，患肢に急性炎症（蜂巣炎）が生じたときに患者がその徴候を軽視せず，リンパ浮腫増悪につながる要因の1つとして理解し，早めの受診行動につなげるためのものである．

　看護師は，炎症が患肢に繰り返し生じると，リンパ液が滞りやすくなることを説明し，発症時の症状と対応について患者に伝える．主な症状は，患肢の発赤・熱感，発疹，悪寒，38℃以上の発熱である．がん患者は解熱鎮痛薬を用いていることもあるので，その場合は著明な発熱は伴わないことを併せて説明する．また，発疹の部位が患肢であるかや，発疹の数と範囲も併せて観察するように伝える．対応としては，自宅で様

表 2-21 上肢リンパ浮腫の自覚症状

- 腕が重だるい
- 臥床時，背中の片方が盛り上がっているように感じる
- 脇の下に物がはさまっているように感じる
- 手術側の衣服の袖口や指輪がきつい
- 手術側の腕だけ，衣服，腕時計の跡が残る
- 腕がなんとなく太いが，一晩寝たら治った
- 腕がなんとなく太いが，入浴したら治った

表 2-22 下肢リンパ浮腫の自覚症状

- 足が重だるい
- 立っていると足が疲れる
- 歩く時に太ももの内側がこすれるようになった
- くるぶしや足の甲の辺りがはれぼったい
- 下着やストッキングがきつくなった
- 靴のサイズが両足で異なるようだ
- 靴下の跡がつきやすくなった
- 膝がなんとなく曲げにくい
- 正座がしにくくなった
- 足を挙上すると楽であり，一晩寝ると足のだるさがとれる
- 入浴すると足のだるさが楽になる

子をみているだけでは悪化するため，すみやかに医療機関を受診し，抗菌薬投与により治療することが必要であることを伝える．また，自宅でドレナージや圧迫療法をしていた場合は一時中止し，氷嚢による冷罨法と楽な姿勢での患肢の挙上を勧める．

6 退院後（外来）──日常生活における予防，悪化予防のためのセルフケア支援

リンパ浮腫指導管理料（外来）の算定要件をふまえたかかわり方

2010 年度以降，「リンパ浮腫指導管理料」の改定が重ねられ，外来における指導 1 回に 100 点の算定が可能となった（**表 2-23**）．患者には，実際に退院後の生活を送るうえで疑問や不安が生じていることが多いので，看護師は，入院中の指導内容をふまえて継続的にかかわるようにする．

患者と看護師，多職種の協働によるリンパ浮腫の継続的観察

リンパ浮腫の知識・技術の提供時には，複数の職種や多部署の医療者がかかわるた

表 2-23 リンパ浮腫指導管理料（外来）の基本的な考え方と具体的な内容

- 外来におけるリンパ浮腫指導管理料

〈基本的な考え方〉

　リンパ節郭清の範囲が大きい乳がん，子宮がん等の手術後にしばしば発症する四肢のリンパ浮腫について，より質の高い指導につなげるため，入院中に加えて外来において再度指導を行った場合の算定を可能にする．

〈具体的な内容〉

　入院中にリンパ浮腫に係る指導管理を行った患者に対し，当該保険医療機関の外来において再び指導管理を行った場合を評価する．

　当該保険医療機関入院中にリンパ浮腫指導管理料を算定した患者であって，当該保険医療機関を退院したものに対して，当該保険医療機関又は術後に地域連携診療計画に基づいた治療を行う当該別の医療機関（がん治療連携指導料を算定した場合に限る）において，退院した日の属する月又はその翌月にリンパ浮腫の重症化等を抑制するための指導を再度実施した場合に，1回に限り算定する．

〔平成22年2月12日中央社会保険医療協議会総会資料，平成24年2月10日中央社会保険医療協議会総会資料より一部改変〕

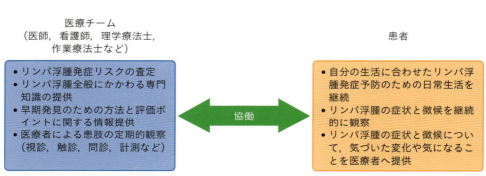

図 2-28 リンパ浮腫予防期において患者のセルフマネジメントを支えるチームアプローチ

め，患者からの情報提供や質問内容，医療者が指導した内容，患者の患肢の状態を記録に残し，多職種が一貫した情報を共有できるようにする．

　リンパ浮腫予防期において，患者がセルフマネジメントを継続するためには，患者と医療者それぞれの役割がある（**図2-28**）．医療チームの役割は，患者のリンパ浮腫発症に関する疑問や不安を解消し，リンパ浮腫の早期発見に努めることである．リンパ浮腫初期の症状や徴候は，患者自身で気づける症状と，患者のみでは気づきにくい徴候がある．そのため，リンパ浮腫の早期発見において外来看護師の観察は欠かせない．定期的にかかわる時間を捻出する工夫をしつつ，外科医，術後化学療法や放射線療法などの治療担当部署の医師・看護師，リハビリテーション部の理学療法士や作業療法士などと連携し，情報共有を行っていく．特に，看護師は，リンパ浮腫に関する患者の疑問や不安，早期発見方法の習得状況，患肢の客観的観察事項（視診，触診，問診，周囲径計測値など）を記録し，多職種で情報を共有する．

　リンパ浮腫が認められた場合は，通常はリンパ浮腫Ⅰ期では弾性着衣の使用や患者自身によるセルフリンパドレナージ，リンパ浮腫Ⅱ期以上で専門的知識・技術を要する医

療者によるリンパ浮腫治療を導入する[7]．通院施設にリンパ浮腫外来が併設されていない場合は，患者の希望に応じて，リンパ浮腫専門外来を紹介する．リンパ浮腫外来のある主な医療機関は，「がん情報サービス」(Web)で検索可能である．看護師が患者に通院施設以外のリンパ浮腫専門外来を紹介する場合は，①他病院通院中であるがリンパ浮腫外来を受診することは可能か，②リンパ浮腫外来受診に必要な手続き(診療情報提供書など，受診時に必要なもの)，③リンパ浮腫外来診療日，④診療費の概要などを事前に情報収集し，患者に伝えるとよい．

看護師（医療者）が行う客観的な観察事項

リンパ浮腫発症リスクの再査定

　周術期を経て，術後治療が行われる患者については，リンパ浮腫の発症リスクが高まる要因が重なっていないかを再度査定する必要がある．手術だけではなく，乳がん術後の腋窩リンパ節部や胸壁，婦人科系がん術後の骨盤リンパ節部への放射線照射は，発症リスクを高める可能性がある．また，がん薬物療法については，タキサン系薬とリンパ浮腫との関連が指摘されている．乳がん患者を対象とした研究では，タキサン系化学療法薬が上肢リンパ浮腫の誘因となる可能性に関する報告がある[8,9]．特に，ドセタキセルは高頻度に浮腫が生じ，総投与量が$300\sim400 \mathrm{mg/m^2}$に達すると間質へのうっ血とリンパ管への灌流障害が起こり，水分貯留の発現頻度が増加する[10]．乳がん術後の患者の場合は，全身の浮腫が軽減しても患側上肢に浮腫が残存し，特に前腕部や手背の皮膚硬化を伴うリンパ浮腫に移行する可能性があるため，ドセタキセルを使用する場合は，浮腫の発症を念頭において患者にも情報提供を行い，継続的に観察する．

視診，触診，周囲径計測

○視診

　四肢の見た目の太さの違いを確認するとともに，患肢の静脈の見え方の左右差を観察する．

○触診

　左右同一部位の皮膚をつまみ，厚みの違いや皺の寄り方の違いを観察する．乳がん患者の場合は，肩甲骨の辺りや上腕外側の部分の皮膚をつまむと，初期徴候を把握しやすい．婦人科がん患者の場合，外来で腰部・殿部，大腿内側の辺りの観察が困難であれば，膝周囲，脛部，踝部の皮膚の凹み具合を観察する．

○周囲径計測

　患者自身が計測する場合は，外来看護師は，計測部位の適切さ，メジャーが斜めに回ることがなく最短距離を測れているかを確認する(四肢周囲径の計測の方法は，p.70参照)．また，計測頻度に特に決まりはなく，外来受診前日あるいは当日に測定したり，3か月，6か月，1年ごとなど区切りのよい期間や，術後化学療法や放射線療法の開始前後など，転換点と考えられる機会を考慮して，無理なく測定できる間隔を患者と相談し

第2章　手術療法に伴う機能障害のがんリハビリテーション

上下肢のリンパ浮腫に対するがん患者のリハビリテーション　85

ながら設定する.

■「リンパ浮腫かな」と思ったときに行うセルフリンパドレナージの方法

　　シンプルリンパドレナージ(SLD 以下，ドレナージ)は，現在，予防効果の報告はなく推奨されていない[11]．しかし，セルフリンパドレナージを覚えておかないと不安であるという患者は，非常に多い．患者がドレナージ方法を知りたいという場合，看護師は，セルフリンパドレナージがリンパ浮腫の発症予防にはならないことをきちんと説明したうえで，「覚えなければいけない」「ドレナージをしないとリンパ浮腫になってしまう」という心理的負担が生じないよう配慮しながら，正しいドレナージ方法を伝える.

　　特に，留意したいのは，「ドレナージ」は「マッサージ」とは全く異なるという点である．「ドレナージ」は，皮膚をずらす感覚でリンパ液の流れを促すものである．「マッサージ」という言葉が患者の印象に強く残り，リンパ浮腫の初期段階で一般のマッサージ施設に行き，患肢に強い圧をかけ続けたという事例もある．「ドレナージ」の手技については，リンパ液を流す方向は DVD や書籍で理解できても，皮膚をずらす感覚は学びにくい．看護師がドレナージ方法を患者に説明する際は，患者の腕や脚で実際に行ってみたあとに，看護師の腕などを試しに患者にドレナージしてもらうことによって，皮膚をずらす感覚や流す方向に関する患者の修得状況を把握する.

　　看護師は，患者ががんサバイバーとして日々を過ごすなかで，「むくんでいるのかな？」と思ったときには，日常生活の留意点を見直したり，患肢の挙上と同等にリンパ液の流れを促す可能性のある一手段として，「ドレナージ」を心地よいと思える方法や無理のない回数で生活に取り入れてもよいことを伝える．また，むくみを患者自身でリンパ浮腫か否か見極めることは難しく，自己流に対処しているうちにリンパ浮腫が増悪した事例もあるので，リンパ浮腫の初期徴候かなと思った場合は，自らできる日常生活の留意点の見直しなどと同時に，医療機関に電話相談したり受診することを併せて伝え，リンパ浮腫の発症を見逃さないようにする.

7　看護師による患者の評価

■ リンパ浮腫予防期にあるがん患者の評価

　　リンパ浮腫予防期にあるがん患者の評価における看護師の目標は，患者がリンパ浮腫について正しい知識を得て，医療者と患者の協働によりリンパ浮腫の初期段階で早期発見することである.

　　したがって看護師が，リンパ浮腫予防期にある患者と接する際は，患者との双方向のやりとりを通じて，①リンパ浮腫に関する患者の基本的知識，②患者の身体状況や生活に応じた個別性を反映する日常生活の留意点，③患者自身が知識を柔軟に活用して生涯セルフマネジメントを継続できるような応用力，の3段階が患者に備わっているかを

評価しながらかかわる．加えて，まだ，リンパ浮腫を発症していない患者が，①どの段階の知識を必要としているのか，今後，必要となりそうなのか，②リンパ浮腫の発症を恐れるあまり現在の生活を制限しすぎていないか，あるいはリンパ浮腫を軽視しすぎていないかという点も併せて確認する．

リンパ浮腫を発症したがん患者の評価

リンパ浮腫を発症したがん患者の評価における看護師の目標は，リンパ浮腫自体の評価とリンパ浮腫による患者の生活にもたらす影響のアセスメントに基づき，リンパ浮腫ケアの目標を適切に設定することである．

看護師が行うリンパ浮腫自体の評価には，①臨床病期分類に基づくリンパ浮腫重症度のアセスメント，②リンパ浮腫の原因のアセスメント（がん治療やがんの進行によるものか，低アルブミン血症や腎機能などの低下による全身状態の悪化なのか），③リンパ浮腫を発症してからの期間，④リンパ浮腫治療のセルフケアをどこまで行えるか，⑤リンパ浮腫治療によりどの程度改善が見込めるのか（維持期，あるいは緩和期なのか，病状の長期的展望はどうか），⑥リンパ浮腫治療により病状を悪化させることはないか（リンパ液の移動による心負荷増大，用手的リンパドレナージや弾性包帯の禁忌など）がある．

これらについて評価するとともに，リンパ浮腫が患者の生活にもたらす影響を評価する．評価の視点として，①リンパ浮腫による身体面の苦痛（リンパ浮腫合併症であるリンパ瘻・象皮症，繰り返す蜂巣炎，患肢の重だるさなどの症状，乳がん患者の場合は健側上肢への過度な負荷など），②リンパ浮腫による生活面の影響（家事や日常生活，趣味活動への支障・制限），③リンパ浮腫による苦悩や価値観（外観の受け入れ難さ，浮腫増悪への恐怖，浮腫とともに生きることへの諦め，浮腫発症に対する自責，自分らしさの喪失，リンパ浮腫治療への期待など），④リンパ浮腫による経済的負担（リンパ浮腫治療にかかる経費負担，仕事の制限など），⑤周囲の人との支援関係（浮腫に対する家族や職場の人，医療者の理解不足がないかなど）がある．

看護師は，以上を総合的に判断して，セルフリンパドレナージや弾性包帯よりもスキンケアを優先することが適切なのか，リンパ浮腫治療ではなく普段の日常生活が継続できるように援助することを優先させるのかなど，看護師の評価と患者が目指すこと，および，患者のセルフケアの継続力をすりあわせながら，現実的な目標設定を患者とともに行う．

引用文献

1）Oncology Nursing Society：Putting Evidence into Practice — Lymphedema. https://www.ons.org/practice-resources/pep/lymphedema（2015年12月9日アクセス）
2）Deura I, Shimada M, Hirashita K, et al：Incidence and risk factors for lower limb lymphedema after gynecologic cancer surgery with initiation of periodic complex decongestive physiotherapy. International Journal of Clinical Oncology 20(3)：556-560, 2015.
3）International Society of Lymphology：The diagnosis and treatment of peripheral lymphedema：2013 Consensus Document of the International Society of Lymphology.

Lymphology 46(1)：1-11, 2013.

4）日本リンパ浮腫研究会（編）：リンパ浮腫診療ガイドライン 2014 年版（第 2 版）．pp.24-25, 金原出版，2014.

5）前掲 4），pp.33-35.

6）厚生労働省：肥満及びやせの状況．平成 25 年 国民健康・栄養調査結果の概要．pp.15-16, 2014．http://www.mhlw.go.jp/file/04-Houdouhappyou-10904750-Kenkoukyoku-Gantaisakukenkouzoushinka/0000106403.pdf（2015 年 12 月 9 日アクセス）

7）国立がん研究センターがん対策情報センター：リンパ浮腫 保存的治療基本パス．http://ganjoho.jp/data/professional/med_info/path/files/basic_pro_lymphedema01.pdf（2015 年 12 月 9 日アクセス）

8）Vignes S, Lebrun-Vignes B：Sclerodermiform aspect of arm lymphoedema after treatment with docetaxel for breast cancer. Journal of European Academy of Dermatology and Venereology 21(8)：1131-1133, 2007.

9）Kilbreath SL, Lee MJ, Refshauge KM, et al：Transient swelling versus lymphoedema in the first year following surgery for breast cancer. Supportive Care in Cancer 21(8)：2207-2215, 2013.

10）水野聡朗：コンセンサス抗癌剤の副作用と対策：浮腫．コンセンサス癌治療 5(4)：200-201, 2006.

11）前掲 4），pp.26-29.

（増島 麻里子）

4 下部尿路機能障害のある
がん患者のリハビリテーション

骨盤内臓器のがんに対する外科治療の合併症として排尿障害が発生することがあり，術後の生活の質を障害する重要な要因となる．本項では，前立腺がんに対する根治的前立腺全摘除術後に発症する腹圧性尿失禁，子宮がんに対する広汎子宮全摘除術後に発症する尿排出障害（排尿筋収縮障害）を取り上げ，病因，アセスメント，リハビリについて解説する．

1 手術療法に伴う下部尿路機能障害のメカニズム

前立腺がんに対する根治的前立腺全摘除術後の腹圧性尿失禁

根治的前立腺全摘除術は，限局性前立腺がんに対する標準治療の1つとして確立されている．近年では，従来行われてきた開創手術や腹腔鏡下手術からダヴィンチサージカルシステムを用いたロボット支援下手術に移行しつつあるが，手術に伴う括約筋障害による腹圧性尿失禁は一定の割合で発生し，術後のQOLの阻害要因となっている．術後腹圧性尿失禁の発生頻度は，尿失禁の定義が一定していないため，報告によってばらつきがあるが，一般的には術直後は80%以上で尿失禁が発生するものの徐々に改善し，術後1年以上持続する尿失禁の頻度は2〜10%程度と推定される[1]．高齢化社会を迎えて，前立腺がんの罹患率は我が国でも急速に増加し，男性のがん罹患率では1位になろうとしているなか，今後，根治的前立腺全摘除術の実施数はさらに増加すると思われ，術後尿失禁に対する治療やリハビリは重要な課題となる．

根治的前立腺全摘除術では，前立腺・精管・精嚢を一塊として摘除し，膀胱と尿道を再吻合する．男性では前立腺そのものも尿道抵抗の要因となっており，前立腺を摘除することによって尿道抵抗は低下する．また，外尿道括約筋は，男性においても尿失禁を防止する重要な尿道抵抗の調節要因であるが，外尿道括約筋は前立腺の遠位で尿道を取り囲むように存在し，尿道括約筋の膀胱側は一部前立腺尖部にまで及んでいる（図2-29）．根治的前立腺全摘除術では，前立腺尖部よりもやや遠位で尿道を切断するため，外尿道括約筋が部分的に障害され，術後尿道抵抗が低下するために腹圧性尿失禁が発生する．前立腺被膜には，左右の後面内側から外側にかけて勃起神経が血管とともに網目状に陰茎に向かって存在し（神経血管束），術後の勃起機能を温存するためには神経温存手術を実施する．この勃起神経が外尿道括約筋機能にも関与し，神経温存が術後尿

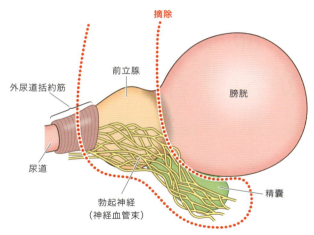

図 2-29　根治的前立腺全摘除術における外尿道括約筋と勃起神経の障害
根治的前立腺全摘除術では，前立腺と精嚢を一塊として摘除し，前立腺尖部で尿道括約筋を部分的に切除し，神経温存手術を行わなければ，前立腺被膜に血管とともに網目状に走る勃起神経（神経血管束）も摘除される．

失禁発生の抑制に関与するという報告もみられる[2]．このように，根治的前立腺全摘除術後の尿失禁は，主に手術による外尿道括約筋障害が発生メカニズムとなる．

腹圧性尿失禁では，尿道括約筋障害により尿道抵抗が低下するため，咳・くしゃみ，歩く，重いものを持つなどの腹圧時に膀胱内圧が上昇し，尿意を伴わずに尿が漏れる．

子宮がんに対する広汎子宮全摘除術後の尿排出障害（排尿筋低活動）

広汎子宮全摘除術は，子宮がんに対する標準的外科手術であるが，リンパ節郭清を含む広範な手術により，膀胱機能をつかさどる骨盤神経が損傷され，末梢神経障害型の神経因性膀胱が発症する．近年では，術後下部尿路機能障害防止のために，神経を温存する術式も行われることがある．骨盤神経は，膀胱の排尿反射をつかさどる神経で，脳の前頭葉からでた排尿命令刺激を延髄の橋排尿中枢，さらに仙髄の排尿中枢を経て膀胱に伝え，膀胱を収縮させる．仙髄からの骨盤神経は骨盤内で骨盤神経叢を形成し，骨盤神経叢からは膀胱に骨盤神経が分布する．リンパ節郭清を含む広範子宮全摘除術では，骨盤神経が障害され（図 2-30），膀胱収縮障害を引き起こし，さらに膀胱に尿が貯留し，膀胱壁が伸展されることによって生じる知覚，すなわち尿意を伝える神経も損傷されるため，尿意は減弱あるいは消失する．このような膀胱の状態を排尿筋低活動という．

排尿筋低活動では，膀胱収縮障害のために怒責（腹圧をかける）を加えて排尿する必要がある（図 2-31）．したがって，排尿困難，排尿時間の延長，尿勢低下，腹圧排尿などの症状が出現し，高度な残尿がある場合には頻尿，溢流性尿失禁の症状も併発することがある．高度な残尿がある場合，あるいは自排尿がまったく困難な場合には，清潔間欠導尿による排尿管理が必要となる．女性においては，もともと尿道抵抗が男性に比べて低いため，膀胱収縮障害があっても腹圧により膀胱内圧をそれほど上昇させることな

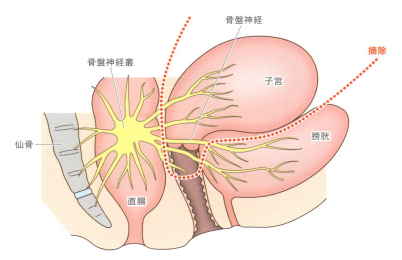

図 2-30 広範子宮全摘除術における骨盤神経の障害
広汎子宮全摘除術では，骨盤神経叢から膀胱に分布する骨盤神経を障害し，神経因性膀胱（排尿筋低活動）を引き起こす．

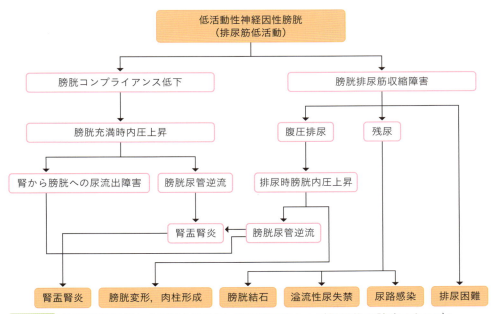

図 2-31 排尿筋低活動により引き起こされる下部尿路および腎機能の障害メカニズム

く，また残尿なく排尿できる場合も少なくないが，尿意が低下するため膀胱に尿を過度に貯留させる傾向があり，膀胱の過伸展は膀胱壁の血流障害を引き起こし，膀胱の感染防御機能を障害して尿路感染リスクを増加させる[3]．膀胱の除神経（神経損傷），あるいは膀胱過伸展や感染による膀胱壁の線維化により膀胱コンプライアンスが低下し，蓄尿時の膀胱内圧が上昇する場合がある．排尿時の腹圧による膀胱内圧上昇，残尿の存在，蓄尿時の膀胱内圧上昇は排尿困難のみならず，膀胱尿管逆流や水腎症などの腎機能障害

のリスクになる[4]. このような上部尿路障害のリスクが高い場合には自排尿が可能な場合にも清潔間欠自己導尿が必要となる.

2 評価，アセスメント

前立腺がんに対する根治的前立腺全摘除術後の腹圧性尿失禁

術前評価

根治的前立腺全摘除術後の腹圧性尿失禁の病因は，手術による括約筋障害であり，尿失禁タイプは腹圧性尿失禁となる. 他方，括約筋が弱くなることで術前より存在した過活動膀胱による切迫性尿失禁が術後に顕性化することもあるので，術前に過活動膀胱の有無（尿意切迫感を伴う頻尿，切迫性尿失禁）を確認しておくことは重要である.

術後尿失禁のリスクを高める要因としては，年齢（高齢ほどリスク高），前立腺体積（大きいほどリスク高），前立腺がんの病期（臨床病期高いほどリスク高），手術方法（開創手術のほうがロボット手術よりもリスク高）などが報告されている[5]. また，近年MRIや尿流動態検査などにより，術前の尿道括約筋の形態や機能が術後の尿失禁発生に関与するという報告もある. これらの医学的情報を医療者が共有しておくことも重要である.

術後評価

根治的前立腺全摘除術後は尿道カテーテルが留置され，通常は1週間以内に抜去される. 尿道カテーテル抜去直後は高度な尿失禁が起こるが，抜去翌日からは尿失禁は減少する. 近年急増するロボット手術では尿失禁の発生頻度は減少し，また尿失禁消失までの期間が短縮しているが，退院時に尿禁制が得られている症例は20〜30％で，以後はしばらく尿失禁が持続し，3〜6か月で80〜90％以上の症例が尿禁制を獲得する[1].

術後に発生した尿失禁に対しては，腹圧性尿失禁か切迫性尿失禁かの尿失禁タイプを確認するために，症状を把握することが重要であり，尿失禁以外の排尿症状についても十分な問診により評価する必要がある. また，尿失禁に対する使用パッド選択，術後フォローアップにおける尿失禁の推移を評価するために，尿失禁の重症度の評価を行うことが必要であり，24時間の尿失禁量の測定を行うことが有用である. 使用パッドの重さを計測し，使用前のパッド重量を差し引くことにより尿失禁量を計測できる. そのほかに尿失禁重症度の評価法としては，尿失禁回数，パッド使用枚数などが用いられる.

排尿状態を評価する際，カテーテル抜去後の術後早期（入院中から外来通院3か月以内）においては，尿検査，排尿日誌，尿流測定，残尿測定，下部尿路機能障害問診票（国際前立腺症状スコア，過活動膀胱症状スコア）などを行う（図2-32，図2-33）.

事例1
62歳，男性．根治的前立腺全摘除術を受け，カテーテル抜去後3日目の排尿日誌．
残尿 20 mL

排尿時刻	排尿量(mL)	尿失禁量(g)	
7時	100	0	起床
9時	50	10	
10時	150	20	
12時半	100	15	
13時半	200	40	昼間尿量 (1,175 mL)
15時	100	0	
17時	80	0	
20時	200	30	
22時	160	20	就寝
3時	150	5	夜間尿量 (335 mL)
7時	180	0	起床

事例2
60歳，女性．広汎子宮全摘除術後1か月．尿失禁（少しずつちょろちょろ），頻尿を訴える．
残尿 600 mL

排尿時刻	排尿量(mL)	尿失禁量(g)	
7時	80	〉	起床
9時	80	〉	
11時半	90	〉	
12時	60		
15時	100		昼間尿量 (750 mL)
17時	80	〉	
20時	70		
21時	90		
22時	80		就寝
23時	100	〉	
1時	100	〉	
2時	90	〉	夜間尿量 (470 mL)
4時	100	〉	
6時	80		起床
8時	100	〉	

図 2-32　排尿日誌の例

事例1では，術後腹圧性尿失禁があるが，夜間の尿失禁は軽度である．1日排尿量 1,370 mL に対して 140 g の尿失禁がある．事例2は1回排尿量は 100 mL 以下と少なく，尿失禁の頻度はかなり多い．残尿が 600 mL もあることから，高度の尿排出障害に基づく溢流性尿失禁と診断される．子宮がん手術による膀胱機能障害が起こり，膀胱収縮が障害されていることが推測され，清潔間欠導尿が必要である．

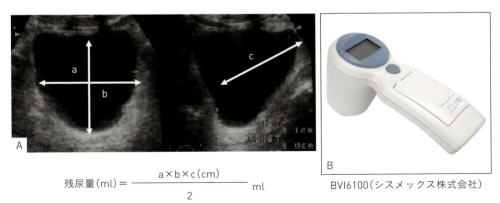

$$残尿量(ml) = \frac{a \times b \times c (cm)}{2} ml$$

BVI6100（シスメックス株式会社）

図 2-33　残尿測定

下腹部（恥骨上）に超音波プローベをあてると膀胱が容易に描出できる．矢状断と環状断の2方向で描出して3方向(a, b, c)を計測し，(a×b×c)/2 の計算式により膀胱容量（排尿後であれば残尿となる）を計算できる．経腹的に膀胱の縦径，横径，上下径を計測して，残尿量を概算する(A)．
最近では，携帯式の超音波残尿測定専用装置が市販されている(B)．

■ 子宮がんに対する広汎子宮全摘除術後の尿排出障害（排尿筋低活動）

□ 術前評価

　広汎子宮全摘除術後には，神経因性膀胱による尿排出障害が予測されるため，術前の排尿状態について把握することが望ましい．他方，本手術では患者は婦人科入院となるため，排尿日誌の施行や尿流測定，残尿測定などの泌尿器科的検査を全例で実施することは現実的ではないが，可能であれば泌尿器科を紹介受診して術前の排尿状態を評価しておくとよい．

□ 術後評価

　術後尿道カテーテルを抜去後は，尿意の有無，排尿に関する症状（頻尿，排尿困難，尿勢，尿失禁）などについて詳細に問診するとともに，最低1日は排尿日誌を記録して，排尿直後の残尿量を評価する必要がある．自排尿が困難な場合には清潔間欠導尿の導入が必要となり，残尿がある場合には清潔間欠導尿の導入，あるいは定期的な残尿量の推移のフォローが必要となるが，これらの膀胱機能障害がある場合には泌尿器科を紹介受診して膀胱機能評価を行い，排尿管理の方針，上部尿路機能障害リスクなどについて専門的な評価を行っておくことが必要である．

引用文献

1) Menon M, Shrivastava A, Peabody JO, et al：Vattikuti institute prostatectomy：contemporary technique and analysis of results. European Urology 51(3)：648-658, 2007.
2) Reeves F, Preece P, Kapoor J, et al：Preservation of the Neurovascular Bundles Is Associated with Improved Time to Continence After Radical Prostatectomy But Not Long-term Continence Rates：Results of a Systematic Review and Meta-analysis. European Urology 68(4)：692-704, 2015.
3) Lapides J, Diokno AC, Silber SJ, et al：Clean, intermittent self-catheterization in the treatment of urinary tract disease. The Journal of Urology 107(3)：458-461, 1972.
4) Larijani FJ, Moghtaderi M, Hajizadeh N, et al：Preventing kidney injury in children with neurogenic bladder dysfunction. International Journal of Preventive Medicine 4(12)：1359-1364, 2013.
5) Campodonico F, Manuputty EE, Campora S, et al：Age is predictive of immediate postoperative urinary continence after radical retropubic prostatectomy. Urologia Internationalis 92(3)：276-281, 2014.

（後藤　百万）

3　手術前に行うリハビリテーションのセルフケア指導

　手術後に起こり得る下部尿路機能障害の多くは，手術前に予測することが可能である．そのため患者や家族には，手術前に下部尿路機能障害が発症するリスクや対応方法について説明するとともに，セルフケア指導を開始し，手術後の早期回復と円滑な在宅

生活を目指すことが望ましい.

　以下に，前立腺がんに対する根治的前立腺全摘除術の術後合併症である腹圧性尿失禁のケアを例に，手術前に看護師が行うセルフケア指導を解説する.

セルフケア指導の準備

　手術の合併症として，手術後に腹圧性尿失禁が生じる可能性があることについては，医師から，手術に関する説明の際に患者や家族にインフォームドコンセントがある．しかし患者や家族は，前立腺がんの告知を受けて動揺していたり，手術の必要性は理解できても合併症に関する説明を十分理解することが難しい場合が多い．そのため，看護師は，患者や家族の精神的な状況を考慮し，患者や家族の思いを受け止め，コミュニケーションを深めたうえで，手術後の腹圧性尿失禁に関するセルフケア指導を開始することが望まれる．また，現在の日常生活の状況や退院後のサポート体制などについてもあらかじめ情報収集を行い，手術後に尿失禁が生じても，退院後に患者や家族が困ることがないように準備を進めていくことが重要である.

セルフケア指導の実際

　手術前に行うセルフケア指導の重要な点として，①患者や家族に手術後に生じる尿失禁について理解を促すこと，②尿失禁が生じた際の対応方法を具体的に話し合っておくこと，③尿失禁を早期に改善するための方策について理解を促すことが挙げられる．患者や家族は，看護師と尿失禁について話し合うなかで，手術後の自分自身の状態を具体的にイメージすることができ，尿失禁に対する心構えをもてるようになる．手術前の看護師によるかかわりが患者や家族を支え，退院後の社会復帰を可能にする.

1 手術後に生じる尿失禁についての理解を促す

　患者や家族は，医師から手術後の尿失禁について説明を受けていても，尿失禁が生じる理由や治療方法，尿失禁に対する具体的な対応方法などについては，十分に理解していないことが多い．そのため，実際に手術後に尿失禁が生じると，憤りや不安に苛まれ，なかには，退院後に外出や職場への復帰が困難になり，うつ状態に陥るケースもある．このようなことを避けるためにも，手術後の様子をイメージできるようにパンフレットなどを用いて，手術前から患者や家族に尿失禁に関して具体的に説明していくことが望ましい．以下に，患者や家族の疑問に対する説明の内容やポイントを解説する.

なぜ尿失禁が起こるのか？

根治的前立腺全摘除術では，前立腺を切除する際に，外尿道括約筋を損傷することがあります．可能な限り括約筋を損傷することがないように手術は行われますが，もともと括約筋自体が加齢で萎縮していたり，働きが衰えていたりすることもあ

り，その場合は，手術後の尿失禁は起こってしまいます．

　パンフレットや模式図を用いて，手術によって切除される部位と，尿道括約筋の位置などを示しながら説明することにより，患者や家族の理解が得られやすい（図2-34）．

どれくらいの人が尿失禁になるのか？　いつごろ尿失禁が改善するのか？

手術後数日間で，手術の際に縫い合わせた膀胱と尿道の部分から尿漏れがないかをＸ線で確認します．尿漏れがないと確認できたあとに，尿道に入れていた管（カテーテル）を抜きます．管を抜いたあとは，ほとんどの人に尿失禁が起こりますが，退院するころには，約半数の人の失禁が改善しています．また，徐々に外尿道括約筋の働きが改善され，手術1年後には95％，2年後には99％の人で失禁が改善します[1]．

　各医療機関において，手術後の尿失禁の発生率や継続期間を調査している場合は，具体的な数値を示すことにより患者や家族は安心して手術を受けることができる．

2 尿失禁が生じたら，どのように対応したらよいのかなどを具体的に話し合っておく

どんなときに尿失禁が起こるのか？　どのように対応したらよいのか？

手術のあとは，ベッドから起き上がったり，椅子から立ち上がったりする動作によって腹圧が上昇すると失禁することがあります．そのほか，重い物を持つ，しゃがんで物をとる，咳やくしゃみをする，大きな声で笑うなどの動作も同様です．動きに伴って失禁が起きるので，寝ているほうがよいと思われるかもしれませんが，それでは全身の筋力が衰えてしまいます．そのため，もし失禁が続くことがあっても，上手に尿取りパッドなどを使って，手術前の生活を続けていけるようにしま

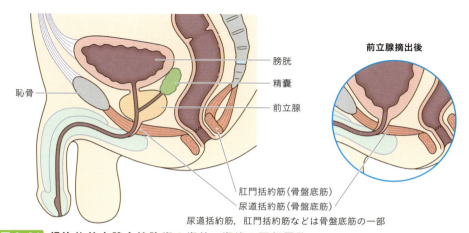

図2-34　根治的前立腺全摘除術の術前，術後の下部尿路

しょう．尿取りパッドなどを使うことによって，外出もできますし，通勤や仕事も続けることが可能です．ゴルフやマラソンなどの趣味も続けることができますし，尿取りパッドを使っていることも外見上わからないようにできるので安心してください．

　女性は，妊娠や出産に伴い多くが腹圧性尿失禁を経験すること，生理用ナプキンを使用することに慣れていることにより，尿失禁が生じても迅速に適切な対応をすることが可能である．一方，男性は，前立腺肥大症による排尿困難や頻尿を経験することはあっても尿失禁を経験することは少なく，尿取りパッドの購入や使用の経験が乏しい．そのため，尿失禁が起こると，どのようなことに困るのかなどといったイメージをもてない場合が多い．手術後に尿失禁が起きても，冷静に受け止め，迅速に対応することができるよう，尿失禁が生じた場合の具体的な様子を手術前にイメージしてもらい，心構えをしてもらえるよう働きかけることが重要である．

　なお，尿失禁用のパッドやおむつ，下着などは，手術後の尿失禁量や回数，活動量などによって適切な用品を選択することが望ましいため，手術前に購入する必要はなく，便利な物があるので心配することはないという情報を患者や家族に理解してもらうことをケアの目標とする．パッドやオムツに対する抵抗感が強い場合は，実物などを紹介し，機能面においても，外見上も普通の下着を着用するのと大きく変わらないと説明することにより，患者や家族の安心感につながる．

３　尿失禁を改善するための骨盤底筋訓練について理解を促す

　「前立腺癌診療ガイドライン 2012 年版」によると，根治的前立腺全摘除術に対する治療には，骨盤底筋訓練，電気刺激療法，重度の尿失禁に対しては尿道スリングまたは人工尿道括約筋（AMS-800）といった観血的療法を考慮するとされている[2]．また，前立腺癌診療ガイドライン 2012 年版では，骨盤底筋訓練は最も簡便な方法であり，手術前から骨盤底筋訓練を開始することにより，尿失禁が早期に改善することが報告されている[2,3]．

　以下に，どの医療機関においても看護師が取り組むことができる「骨盤底筋訓練」の指導方法について解説する．

■ 手術前に行う骨盤底筋訓練の指導

　手術前に骨盤底筋訓練の指導を行う意義は，手術前に行うほうが骨盤底筋群の収縮と弛緩の感覚を自覚しやすい点にある．手術後は，創部痛や尿道カテーテルを留置していたことによる違和感などから，尿道や肛門に力を入れることに不安を訴える患者が多い．手術前に，骨盤底筋群をどのように動かすことが有効なのかを理解しておくと，手術後の訓練をスムーズに開始することができる．そのため，手術前に骨盤底筋訓練を指導する場合は，筋肉を収縮，弛緩させる正しい方法を理解できるようサポートすることが重要である．

下部尿路機能障害のあるがん患者のリハビリテーション　97

■ どこに骨盤底筋群があるのか？

骨盤底とは，尿道括約筋や肛門括約筋などの筋肉や靱帯，隔膜，筋膜などの支持組織からなり，骨盤内の臓器を支えている（図2-35）．通常，膀胱に腹圧がかかった場合には，骨盤底筋や靱帯などの働きにより尿道を締める仕組みがある．しかし，骨盤底筋力が低下すると，腹圧上昇時に尿道を締めることができず尿が漏れ出してしまう．男性の場合，尿禁制を保つためには尿道括約筋の役割が大きく，尿道括約筋を鍛錬することが腹圧性尿失禁の改善に有益だとされている[4]．

患者や家族には，パンフレットや模式図を用いて骨盤底筋群の位置を説明するとともに，骨盤底筋群を鍛えるためには，どの筋肉を動かす必要があるのかを具体的に示す．

■ どのように骨盤底筋群を鍛えるのか？

男性の骨盤底筋訓練の基本的動作は，尿道括約筋と肛門括約筋の収縮と弛緩である．尿道括約筋の動きを指導するためには，「排尿を途中で止める」「尿を切る」「陰茎を上下に動かす」などの方法を用いる．また，肛門括約筋の動きを指導するためには，「おならを我慢する」「肛門を締める」などの動作を促す．なかなか筋肉の収縮と弛緩の動作を体得できない場合には，鏡の前に立ち，鏡を見ながら陰茎の付け根に力を入れて動かしてもらい，その動きを視覚的に確認してもらう方法や，患者に自分の手を肛門に当ててもらい，肛門を締めてもらい，肛門の収縮を確認してもらう方法も有効である．

筋肉には，遅筋（持久力を引き出す筋肉）と速筋（瞬発力を引き出す筋肉）の2種類があり，両方を鍛えることが重要である．遅筋を強化するためには5〜10秒間の持続的な収縮を，速筋を強化するためには瞬発的な動きを意識し，1〜2秒間の収縮を繰り返し行う．収縮の回数や時間は，論文により異なるが，概ね50回ずつ行う方法か，10分間/日程度行う方法が用いられている[4,5]．

■ いつ，どこで，骨盤底筋訓練を行うのか？

骨盤底筋訓練は，筋力トレーニングであるため，継続的に実施することにより効果が上がる．そのため，個々の患者に合わせ，日々の生活のなかで無理なく訓練を実施できる時間帯や方法を患者や家族とともに構築していくことが望ましい．生活に訓練を取り

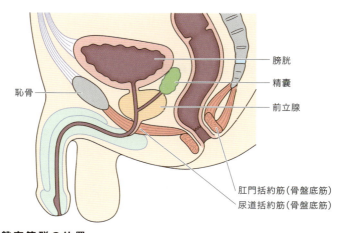

図2-35 骨盤底筋群の位置

入れる方法として、「尿道括約筋の収縮動作は、排尿後に必ず実施する」「入浴のときは、鏡を見ながら収縮動作が適切に実施できているかを確認する」などの方法が考えられる。また、「ニュースを見るときや歯磨きをするときは、必ず肛門括約筋の収縮運動を実施する」など、毎日習慣的に行う生活動作に結び付けて訓練を行う方法も有効である。

引用文献

1) 斉藤英郎：前立腺の手術―根治的前立腺全摘除術の術前・術後ケア―術後のトラブルとケア．泌尿器ケア 19（冬季増刊）：174-176，2014.
2) 日本泌尿器科学会（編）：前立腺癌診療ガイドライン 2012 年版．金原出版，2012．http://minds.jcqhc.or.jp/n/med/4/med0032/G0000435/0002（2015 年 12 月 9 日アクセス）
3) Centemero A, Rigatti L, Giraudo D, et al：Preoperative pelvic floor muscle exercise for early continence after radical prostatectomy：a randomized controlled study. European urology 57(6)：1039d-1043，2010.
4) 谷口珠実：骨盤底筋訓練の概要と看護のポイント．泌尿器ケア 18(4)：421-424，2013.
5) Goode PS, Burgio KL, Jonson TM 2nd, et al：Behavioral therapy with or without biofeedback and pelvic floor electrical stimulation for persistent postprostatectomy incontinence：a randomized controlled trial. JAMA 305(2)：151-159，2011.
6) 巴ひかる：排尿障害（下部尿路症状）に対する行動療法．医学のあゆみ，238(4)：324-328，2011.
7) Glazener C, Boachie C, Buckley B, et al：Urinary incontinence in men after formal one-to-one pelvic-floor muscle training following radical prostatectomy or transurethral resection of the prostate（MAPS）：two parallel randomized controlled trials. The Lancet 378(9788)：328-337，2011.

（田中 純子）

Column

男性の腹圧性尿失禁に対する骨盤底筋訓練の効果に関するエビデンス

「前立腺癌診療ガイドライン 2012 年版」では、手術後の腹圧性尿失禁に対する治療として、骨盤底筋訓練は推奨グレード B（科学的根拠があり、行うよう勧められる）とされている[2]。しかし一方で、手術後の腹圧性尿失禁は、骨盤底筋訓練を実施しなくても自然に治癒することが報告されており、訓練の有効性の見解は一致していない[6,7]。見解が一致しない原因として、尿失禁の定義や尿失禁を評価する時期、骨盤底筋訓練の方法や実施期間などが研究によって異なることが考えられる。また、男性の腹圧性尿失禁に対する骨盤底筋訓練の研究報告の多くにおいて、手術後 6 か月での早期回復に有効であるが、手術 1 年後には骨盤底筋訓練の実施の有無にかかわらず尿失禁は改善することが示されている。これらの結果が示唆することは、骨盤底筋訓練は早期に尿失禁を改善したい場合に有益であるということだろう。

しかし、看護師が行う骨盤底筋訓練の指導は、尿失禁の改善だけが目的ではない。骨盤底筋訓練の指導を通して、がんの再発や加齢による身体機能の低下などに対する不安や困難など、患者や家族が抱えるさまざまな健康問題を乗り越えていくためのサポートを行い、生活の質が維持、向上されるよう支援することが求められる。そのため、骨盤底筋訓練の指導は、前立腺がん患者や家族に継続的にケアを行うための手掛かりとなる重要なかかわりであるといえる。

4 手術後（入院中）に行うリハビリテーションの指導

病態をふまえたリハビリテーションの留意点・中止事項など

前立腺がんに対する根治的前立腺全摘除術後の腹圧性尿失禁

根治的前立腺全摘除術後の腹圧性尿失禁では，近年，退院の早期化が進み，術後にカテーテルを抜去すると2～3日以内に退院することが多く，尿失禁が退院の延期に関与することはない．したがって，術後尿失禁について入院中にリハビリ指導が行える期間は非常に短いが，さまざまな評価，患者教育は行わなければならない．カテーテル抜去後には，排尿状態（排尿困難の有無），残尿量のチェックなどの尿排出障害の評価は重要であり，尿失禁量を含めた排尿日誌の記録は必須である．また，尿失禁のある場合は，骨盤底筋訓練を外来通院しながら継続するので，骨盤底機能（直腸診による肛門括約筋収縮の確認）の評価も必要である．括約筋障害に対するリハビリは骨盤底筋訓練が中心になり，カテーテル抜去後に指導する．自宅において適切で効果的な骨盤底筋訓練を患者自身ができるように，十分に指導することが必要である．骨盤底筋訓練のパンフレットを患者に渡すのみの場合も見受けられるが，パンフレットを渡すのみでは指導の効果は少なく，後述されるように適切な指導を行うことが重要である．術前指導の一環として骨盤底筋訓練の指導を行うことも可能である．また，一般的に泌尿器科病棟における看護師は，術後の飲水を促す傾向があるが，尿量の増加は尿失禁の悪化をきたすので，カテーテルを抜去して自排尿が得られたら，水分摂取を促すことはかえって逆効果となる．

子宮がんに対する広汎子宮全摘除術後の尿排出障害

広汎子宮全摘除術後，尿道カテーテル抜去後に下部尿路機能障害を認めた場合は，神経因性膀胱（排尿筋低活動）と考えられるため，適切な排尿管理を行い，術後長期における腎機能障害を防止することが重要となる．女性は男性に比べて尿道抵抗が少ないため，腹圧のみでも残尿なく排尿できる場合が少なくない．しかし，腹圧排尿時の高度な膀胱内圧上昇は長期的な腎機能障害のリスクとなるので避けることが望ましい．また，尿意低下による膀胱への尿の溜め過ぎ（膀胱の過伸展），膀胱コンプライアンスの低下は腎機能障害につながる膀胱内圧の上昇を引き起こす．自排尿ができない場合，高度な残尿を認める場合，腎機能障害のリスクが高い場合には，清潔間欠導尿の導入が必要である．清潔間欠導尿は単に排尿管理法であるのみならず，膀胱機能のリハビリを促進する効果もあり，当初は間欠導尿を導入しても，徐々に下部尿路機能障害が改善して導尿を中止できるようになることもある．間欠導尿離脱の条件については明確なエビデンスはないものの，残尿の消失（あるいは＜50 mL），良好な排尿状態，低圧排尿の状態が重要であるが，これらの条件の判定は必ずしも容易ではなく，泌尿器科専門医の判定が必要なことも少なくない．自排尿の可否，清潔間欠導尿の必要性の有無，回数などについて

は膀胱機能を正確に把握する必要があるので，泌尿器科専門医による膀胱機能評価を行うことが望ましい．

　以前は，下部尿路機能障害に対して手圧排尿（クレーデ法），すなわち手で恥骨上の下腹部（膀胱）を強く圧迫して尿排出を行う方法が行われていたが，この方法は膀胱内圧の高度な上昇を引き起こし，腎機能障害の要因となるため現在では禁忌となっているので，注意すべきである[1]．

引用文献

1）日本排尿機能学会（編）：慢性期脊髄損傷における排尿障害の診療ガイドライン．ブラックウェルパブリッシング，2005.

（後藤　百万）

手術後に行うリハビリテーションの指導

　手術後に生じる下部尿路機能障害に対するリハビリ指導として，根治的前立腺全切除術のあとに生じる腹圧性尿失禁に対するリハビリと，子宮全摘出術のあとに生じる尿排出障害に対するリハビリが挙げられる．

根治的前立腺全切除術のあとに生じる腹圧性尿失禁に対するリハビリテーション

　我が国では，根治的前立腺全切除術を受けるすべての患者に手術前から骨盤底筋訓練を指導するのではなく，手術後に尿失禁が生じた患者のみに骨盤底筋訓練が導入されることが多い．ここでは，手術後に実施する骨盤底筋訓練の指導の実際について解説していく（骨盤底筋訓練の具体的な方法については，p.97参照）．

■骨盤底筋訓練の指導─いつ訓練を開始するのか？

　訓練の開始時期は，手術後，尿道カテーテルを抜去したあと，尿道の違和感や疼痛が改善してからでも遅くはない．尿道カテーテルを抜去した直後は，ほとんどの患者が尿失禁を経験するが，退院時には約半数の患者の失禁は消失している．ただし，退院後に運動量が増加するに従い，一度は軽減したはずの失禁が，再び増加することもある．そのため骨盤底筋訓練の開始時期は，個々の患者の回復や失禁の程度に合わせて判断することが望ましい．

■尿失禁用品の紹介─尿取りパッドやおむつの選択方法

　失禁の有無や量，回数などは，患者の運動量によって，大きく変化する．そのため，尿取りパッドやおむつは，あらかじめ大量に準備するのではなく，患者の失禁の状態を評価しながら購入していくほうが無駄がない．

　また，パッドやおむつを選択する場合には，「いつ，どのような場合に，どれくらい失禁するのか」「失禁が生じた場合に，すぐにパッドや下着を交換することが可能か」という点を考慮する．入院中に失禁が生じても，すぐにパッドが交換できるため，1回の失禁量に合わせた容量のパッドを使用しても問題は生じない．しかし，例えば退院後に

職場復帰した場合，失禁があったからといって即座にパッドを交換できるとは限らない．その場合，次にトイレに行くまでの間に起こる失禁量を考慮して，パッドを選択する必要がある．

これらのことからも，入院中は，尿取りパッドやおむつ，軽尿失禁用下着などの失禁用品は失禁量などに応じて多種多様な種類があること，それぞれの用途や使用方法などについて指導を行い，退院後，患者や家族が失禁の状態に応じて尿失禁用品を選択することができるよう，情報を提供しておくことが望ましい．

子宮全摘出術の後に生じる尿排出障害に対するリハビリテーション

患者・家族への説明

高度の尿排出障害が認められた場合，膀胱内の尿を1日複数回，尿道からカテーテルを挿入して排出する「清潔間欠自己導尿(clean intermittent catheterization：CIC)」が導入されることが多いが，CICの指導を開始する前には，患者や家族の疑問に丁寧に対応し，新たな排尿方法を学ぶことへの不安が少しでも軽減されるように努めることが重要である．

なぜ，排尿できないのか？

> 子宮全摘出術では，子宮だけでなく，がんを取り残すことのないように，膀胱や直腸，骨盤の靱帯を切除します．その際に，尿意を感じたり，膀胱を収縮したりするための神経を傷つけやすいため，手術後に尿意を感じにくくなったり，排尿しにくくなったりします．

パンフレットや模式図を用いて，手術によって切除される部位を示しながら説明することにより，患者や家族の理解が得られやすい(図2-36)．

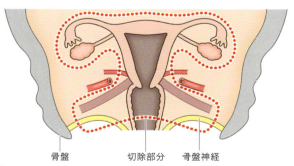

図2-36 広汎子宮全摘出術の切除部位

再び排尿できるようになるのか？

手術の際に傷ついた神経は，時間が経っても再生することはありませんが，周囲の神経が排尿を助けてくれることがあります．手術後に，スムーズに排尿ができない場合，数時間おきに尿道から管を入れて尿を排出しますが，それを繰り返すことで，膀胱が排尿の働きを取り戻すことがあります[1,2]．

患者や家族は，思うように排尿することができず，導尿を繰り返すことに苛立ちや不安を感じている場合が多い．そのため看護師は，患者や家族の不安が軽減され，希望をもってCICに取り組むことができるよう支援することが求められる．

退院後は，どうやって排尿するのか？

入院中は，看護師が数時間おきに尿道から管を入れて尿を出していますが，これは決して難しいことではありません．練習をすれば，自分でできるようになりますので安心してください．退院しても困ることがないように，私たちがサポートします．

CICに用いるカテーテルやパンフレットなどを用い，患者や家族が安心して指導を受けることができるよう努める（図2-37，図2-38）．

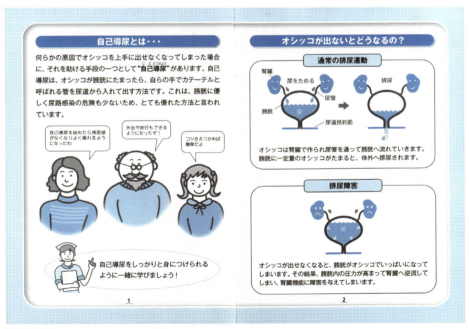

図 2-37　CICのパンフレット例
〔杉村享之，田中純子（監）：自己導尿マニュアル．クリエートメディック，2010〕

下部尿路機能障害のあるがん患者のリハビリテーション　103

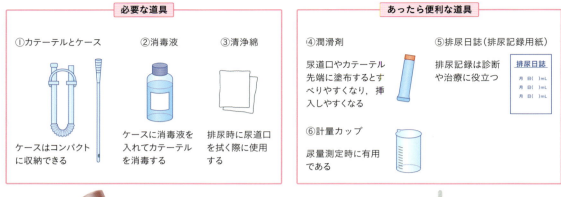

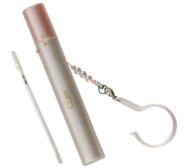
ピュールキャス® クリエートメディック株式会社

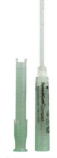
スピーディカテ®コンパクト コロプラスト株式会社

図 2-38 カテーテルと CIC の必要物品

■ CIC 指導の実際

CIC の技術を習得するためには，尿道口にカテーテルを挿入する練習を繰り返し行い，患者が不安なく CIC を行えるようサポートする（図 2-39）．そして，退院後も無理なく CIC を継続していけるように，生活に合わせた導尿の回数や時間を設定する．

[導尿手技の練習]

女性の場合，導尿の度に尿道口を視覚的に確認することは難しい．そのため，患者自身の手指で尿道口を触ってもらい位置を覚えてもらうことが望ましい．鏡を用いる方法もあるが，鏡がないと導尿ができないようであれば，退院後の生活に不自由が生じる可能性がある．いつでも，どのような状況下においても，CIC を継続できるように入院中も導尿の練習はトイレで行い，可能であれば洋式トイレだけでなく，和式トイレや外来などの人の出入りが多いトイレなどでも導尿を経験できるよう支援する．

[導尿回数と時間の設定]

導尿の回数は 1 日の尿量と膀胱容量によって算出する．基本的には，自然排尿がない場合は導尿量が 300 mL/回程度になるように，自然排尿がある場合には排尿量と導尿量の合計が 300 mL/回程度になるように設定する．尿量が 1,800 mL/日の場合，導尿量を 300 mL/回とすると，6 回/日になる．導尿の時間帯は，なるべく手術前の生活の排尿時間に合わせて設定する．例えば，①起床時，②出勤前，③昼食時，④帰宅前，⑤入浴前，⑥就寝前などのように，生活習慣に合わせ，無理なく導尿が行えるようにする．

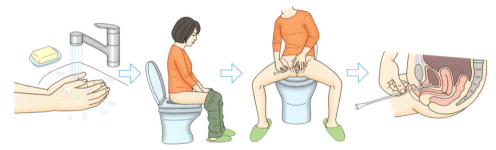

①手洗い　②姿勢を整え清浄綿で尿道口を拭き，手指で尿道口を確認する　③尿道口にカテーテルを挿入する

図 2-39 CIC の流れ

　高齢者の場合，夜間尿量が多くなること（夜間多尿）がある．もともと夜間に排尿をしていたという場合は，導尿を行うことが習慣化されれば大きな負担にならないだろう．しかし，導尿に時間を要する場合や導尿を行うことによって睡眠が妨げられる場合などは，あえて夜間の導尿を必須にすることはない．夜間多尿によって，溢流性尿失禁が起きたり，尿路感染症や水腎症などの合併症が発症したりする場合には，たとえ夜間であっても導尿を行うことが望ましい．夜間の導尿が困難な場合には，夜間のみ尿道カテーテル（間欠式バルーンカテーテル）を留置し，蓄尿袋をベッドサイドに設置することも可能である（**図 2-40**）．

看護師が行うリハビリテーション指導の具体例

　看護師が行う排尿に関するリハビリ指導の具体例として，根治的前立腺全摘除術のあとに生じる腹圧性尿失禁に対するリハビリと子宮全摘出術のあとに生じる尿排出障害に対するリハビリについて事例を用いて解説する．

Column

CIC による排尿機能の回復の可能性

　CIC は，膀胱の収縮機能が低下し，大量の残尿や尿閉をきたした場合に，一定時間ごとに尿道口から膀胱にカテーテルを挿入して尿を排出する方法である．膀胱が過剰な蓄尿によって慢性的に過伸展にさらされると，膀胱壁の血流低下を招き，それが膀胱の抵抗力を低下させ，重篤な尿路感染症を併発するとともに膀胱の収縮機能を低下させる[3]．また，尿道カテーテルの長期留置は，萎縮膀胱をもたらす．しかし CIC を行う場合は，一定時間ごとに膀胱内の尿が排出されるので，膀胱は自然排尿をしているときと同様の運動を繰り返すことになり，膀胱のリハビリにつながる[4,5]．CIC を導入すると，多くの患者が「CIC をしていると管に頼ってしまい，自分で排尿できなくなってしまうのではないか」と不安を訴える．そのため看護師は，患者が安心して CIC に取り組めるよう，CIC は膀胱リハビリであることを，自信をもって患者に伝えて欲しい．

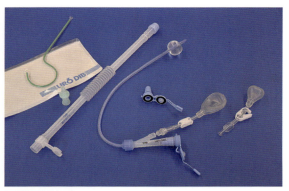

図 2-40 間欠式バルーンカテーテル（ディブインターナショナル株式会社）

根治的前立腺全切除術の腹圧性尿失禁に対するリハビリテーション

事例

66歳，男性，泌尿器科外来に通院中（退院後1か月）

患者は，前立腺がんのため根治的前立腺全切除手術を受けた．手術前は，尿勢の低下と夜間頻尿があったが生活に支障は感じていなかった．しかし手術後，尿失禁が認められるようになり，常時，テープ型紙おむつを使用するようになった．入院中に骨盤底筋訓練の指導を受けたが，どこに力を加えたらよいのかがわからず，退院後は，訓練の必要性は理解しているものの行っていない．紙おむつを使用していると動きづらく，寝ていれば尿失禁はないので，外出もせず，自宅で横になっていることが多い．友人からゴルフに誘われたが，尿失禁のことを考えると，もうゴルフには行けないと残念に思っている．起きていると容量200gの尿取りパッドが5枚/日くらい必要になる．洋服や寝具を汚染しないように，常時，紙おむつも装着している．仰臥位でいれば，失禁はないが，起き上がる，立ち上がる，歩く，荷物を持つなどの動作に伴って失禁がある．寝ていれば失禁しないが，起き上がると失禁してしまうので，紙おむつとパッドは夜間も常時使用している．

■ アセスメント

尿失禁のタイプは，腹圧性尿失禁である．尿失禁の量は200g/回以下であり，随時，パッドやおむつの交換は行える．失禁への不安から紙おむつとパッドを併用しているが，失禁量と，随時パッドの交換が可能なことを考慮すると，紙おむつを使用しなくても衣類の汚染は防げるだろう．骨盤底筋訓練については，必要性は理解できているが，骨盤底筋群の収縮方法がつかめず，継続的な実施ができていない．骨盤底筋群の収縮方法を再度指導するとともに，訓練の実施と尿失禁の改善度を継時的に評価していく．また，運動時の失禁量を評価し，適切な尿失禁用品を選択することにより，患者が積極的に活動し，趣味のゴルフにも安心して行けるようサポートすることが重要である．

■尿失禁用品の選択

　自宅で過ごす際は，適宜パッドを交換することができる環境にあるので，衣類の汚染を心配せずに身体を動かすことができるよう，軽尿失禁用下着と尿取りパッド（容量200 g）の併用を勧めた．ゴルフに行く際は，失禁を気にすることなく思い切り身体を動かせるようにパンツ型紙おむつと尿取りパッド（容量400 g）の併用を提案した．

■骨盤底筋訓練の再指導と継続的なサポート

　肛門括約筋の収縮自覚を促すために，肛門と殿部に患者の手を添え，殿部に力を入れずに肛門を締める方法を繰り返し練習することを促した．また，尿道括約筋の収縮自覚を促すために，尿道の奥または尿道の付け根に力を加え，尿を切る，排尿を途中で止める練習を行ってもらった．骨盤底筋群の動きを確認し，いつ，どれくらい訓練を実施するかを患者と話し合った．尿道括約筋の収縮は排尿後に10回実施すること，肛門括約筋の収縮は毎朝5分間，毎晩5分間，ニュースを見ながら実施することとした．骨盤底筋訓練の実施状況と尿失禁の量と回数は手帳に記載してもらい，2週間に1回の面接を行いながら訓練を継続できるようにサポートすることにした．

子宮全摘出術のあとに生じる尿排出障害に対するリハビリテーション

事例

　54歳，女性，婦人科病棟に入院中

　患者は，子宮頸がんのため広汎子宮全摘出術を受けた．手術前は，排尿に関して困ることはなかった．手術後，尿意が感じられず，腹圧をかけても数滴しか排尿できない状況が続いたため，CICの指導が開始された．患者は，理解力も高く，CICにも積極的に取り組み，手洗いや物品の準備，片付けなどは問題なく習得した．しかし，患者が導尿しようとするとカテーテルが腟に入ってしまうため，最後は看護師が導尿することが多く，患者はすっかり自信を失っている．

　患者の尿量は約1,500 mL/日であったため，導尿は5回/日とした．また，導尿を行う時間は，入院前の排尿時間に合わせて，7時（起床時），12時（昼食前），16時（買い物に行く前），20時（入浴前），23時（就寝前）とした．導尿量は150～300 mL/回であり，尿混濁や血尿，尿道痛，残尿感などの症状はない．また，尿排出障害以外の合併症はなく，術後の経過は順調である．

■アセスメント

　広汎子宮全摘手術による神経因性膀胱（低活動型膀胱）であり，尿閉のためCICが導入された．導尿量は150～300 mL/回であり，5回/日の導尿回数は適切である．導尿時間も，患者の生活や排尿習慣に合わせて設定されている．しかし，患者は尿道口の位置を確認できないままカテーテルを挿入しようとしているため，尿道口への挿入が困難になっているものと考えられる．患者は既に自信を喪失しているが，このままの状況が続けば，さらに「CICは時間がかかり，面倒なものである」などのネガティブな思いを抱えたまま退院を迎えてしまう可能性がある．そのため，尿道口の位置をわかりやすく示し，患者が的確に尿道口にカテーテルを挿入できるようにサポートする．

下部尿路機能障害のあるがん患者のリハビリテーション　107

■尿道口の位置を理解するための指導

女性の尿道口を視覚的に確認するためには，鏡を用いるしかない．しかし CIC は，自宅だけでなく職場や旅行先などでも導尿を行わなければならない．そのため，できるだけ必要物品は少なく，簡単かつ迅速に導尿ができるようにしたいと考え，鏡を用いずに手指の感覚で，尿道口の位置を理解できるように指導を行った．

患者は，尿道口にカテーテルを挿入しようとするが，誤って腟にカテーテルを挿入してしまっていた．そのため，まず腟と尿道口の位置の違いを理解できるよう指導した．具体的には，①患者の指を腟に挿入してもらい，腟の位置を覚える，②看護師がカテーテルを尿道口に挿入し，カテーテルの挿入口（尿道口）を患者に触れてもらいながら，尿道口の位置を覚える，という方法を繰り返し，患者に尿道口と腟の位置関係を指の感覚で覚えてもらうように促した．その結果，患者は尿道口の位置を理解することができ，的確に導尿をすることができるようになった．

5 退院後──日常生活における セルフリハビリテーション，日常生活の工夫

リハビリは，退院後も継続的に実施していくことが重要である．そのため，看護師は，患者や家族とともに，どうしたら無理なく生活の中でリハビリが継続できるかについて話し合い，個々の生活に合わせた工夫をしていくことが求められる．ここでは，子宮全摘出術後に生じる尿排出障害に対する CIC を継続していくための工夫について解説する．

日常生活に合わせたカテーテルの選択

CIC に用いるカテーテルは，大別すると使い捨てカテーテルと再利用カテーテルの 2 種類がある．使い捨てカテーテルとして最も多く用いられているのが塩化ビニール製のカテーテルである（**図 2-41**）．このカテーテルは，「内腔が広いため速く導尿を済ませられる」「柔らかいため尿道口や腟などを傷付けにくい」「使い捨てなので消毒などの手間が不要である」というメリットがある反面，「腰がなく折れやすいため慣れないと導尿しにくい」「外出時は導尿回数分のカテーテルを持参する必要がある」「再利用型カテーテルよりも自己負担額が大きい[*1]」というデメリットがある．近年，硬度が高く，親水性で粘膜刺激の少ない使い捨てカテーテルも商品化されているが，価格が高いため，一般の病院では常備することは難しい物も多い．再利用型カテーテルの多くはシリコン製であり，「腰があり導尿しやすい」「カテーテルは 1 本持参すれば外出は可能である」「ごみが出ない」などのメリットがある．一方，「使用後は水道水で洗浄する必要がある」「1 日 1 回は消毒液の交換が必要になる」「長期間，外出する場合は消毒液を持参しなければな

[*1] 在宅自己導尿指導管理料：1 か月 1 回算定 1,600 点（再利用型カテーテルや消毒薬などの衛生材料費が含まれる）．使い捨てカテーテルを使用する場合には，ディスポカテーテル加算 1 か月 1 回 600 点が算定されるため，患者の自己負担額は増加する．

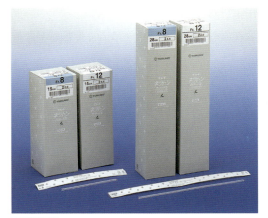

図 2-41 使い捨てカテーテル
サフィード®ネラトンカテーテル（テルモ株式会社）女性用 15 cm/8～14Fr/1 箱 50 本

らない」などのデメリットもある．これらのメリットとデメリットを考慮して，買い物や数日間の旅行などの際は，洗浄が不要な使い捨てカテーテルを使用し，自宅ではごみが出ない再利用型カテーテルを用いるなど工夫し，無理なく CIC を継続していくことが重要である．

導尿回数と時間の設定

尿量は，水分摂取量や気温などにより変化する．そのため，導尿回数や時間は，患者の生活や季節などに合わせて変化していくものと考えるべきである．例えば，普段なら導尿する時間になっても，買い物などで外出していて水分もあまり摂取していない場合，自宅まで 1 時間程度であれば，帰宅してからゆっくり導尿をしてもかまわない．一方，友人と一緒に食事に行き，ビールなどアルコールを多く摂取した場合は通常より早く導尿を行うべきである．このように水分摂取量や気温，前回の導尿時間などの情報から，患者自身が「膀胱には，どれくらいの尿が溜まっているのか」「いつ導尿をしたらよいのか」などを考えることができるようサポートしていくことが重要である．患者が，自ら適切な導尿時間や回数を判断していく能力を身に付けることにより，患者の生活の質は向上される．

6 看護師による患者の評価

尿失禁や排尿困難，尿閉などの下部尿路症状は生命に関与するものではないが，患者や家族の日常生活に多大な影響をもたらす．そのため，尿失禁量や回数，残尿量などの排尿機能評価のみならず，下部尿路症状によって生活に支障がないか，どのような困難が生じているのかなどの評価が欠かせない．ここでは，根治的前立腺全切除術のあとに

生じる腹圧性尿失禁と子宮全摘出術のあとに生じる尿排出障害に関する評価について解説するが，患者や家族の生活や心理面の評価が重要であることを忘れずにケアにあたって欲しい．

根治的前立腺全切除術による腹圧性尿失禁の評価

■尿失禁の評価

尿失禁の有無や回数は，排尿記録を用いて評価する．排尿記録には，排尿時間と1回排尿量，尿失禁の生じた時間と1回尿失禁量，尿失禁が起きた時の状況，就寝時間や起床時間などを24時間継時的に記載する．尿失禁量については，未使用の尿取りパッドの重さを尿失禁後のパッドの重さから引くことによって算出することができる．この数値は，尿失禁の重症度を判断するためにも，尿取りパッドやおむつを選択するときの参考にもなる重要な評価項目である．

■尿失禁用品の評価

前述したように，尿失禁の量や回数は，患者の活動量などに応じて変化していく．そのため，尿取りパッドやおむつ，軽尿失禁用下着などは，個々の患者の尿失禁の状態や変化に応じて評価し直し，生活に支障が生じないよう選択していく．

■骨盤底筋訓練の評価

骨盤底筋訓練の効果を高めるためには，正しい訓練を継続的に行うことが重要である．正しく筋肉を収縮させることができているのかを評価するために，肛門の収縮度を数値化する方法がある．肛門にプローベを挿入し，肛門括約筋の収縮圧を測定する専用の機械を用いたり，会陰部に表面電極を貼付して筋電図測定を行ったりすることも可能である．また，指導者が患者の肛門に指を挿入し，収縮力と筋肉の動きをスケールに基づいて評価する方法もある（**表2-24**）[6,7]．

骨盤底筋訓練の実施状況についても，定期的に患者を面接して評価することが望ましい．これらの評価は，患者の訓練に対するモチベーションを向上させ，訓練の継続にも役立つ．

子宮全摘出術のあとに生じる尿排出障害

■排尿機能の評価

尿排出障害を評価する場合においても，前述した排尿記録が重要な評価項目となる．排尿記録に必要な項目は，尿意の有無や強さ，排尿時間，1回排尿量，1日排尿量，残尿量となる．CICを開始している場合には，導尿時間や1回導尿量，1日導尿量などの記載を求める．残尿量とは，排尿後に膀胱内に残った尿量を指し，この量が多い場合にCICの導入が考慮される重要な指標である．残尿量は，導尿によって測定することもできるが，膀胱内の尿量を簡単に測定することができる専用の超音波装置（**図2-33**, p.93）もあり，臨床でも多く活用されるようになってきている．CICを開始している場合には，排尿量と導尿量によって，患者の排尿機能の回復度合いを評価する．大きな腹

110 第2章／手術療法に伴う機能障害のがんリハビリテーション

表 2-24 骨盤底筋群の筋力評価スケール（Oxford Grading System）

0	まったく収縮しない
1	わずかに収縮する
2	弱いが収縮は可能
3	収縮は可能で，骨盤底が挙上する
4	良好に収縮し，抵抗を加えても収縮できる
5	強い収縮

〔吉川羊子：骨盤底筋体操と生活指導．泌尿器ケア 13（冬季増刊）：208，2008 より〕

圧をかけ無理に排尿をすることは好ましくないが，軽い腹圧で排尿ができ，その尿量が増えてくる（導尿量が減っていく）ようであれば，排尿機能が回復していると判断することができる．

■ CICの評価

CICの回数や時間が適切かどうかを排尿記録から評価する．1回導尿量が常に400 mL以上であったり，起床時の導尿量が極端に多かったりする場合は，導尿回数や時間の設定を考え直す必要がある．

CICを行っている場合，適切な回数と時間が順守されていても，尿一般検査で膿尿が認められたり，尿細菌検査で大腸菌が認められたりする．残尿感や尿道痛などの自覚症状もなく，発熱を伴う急性腎盂腎炎などの尿路感染症が認められない場合には，導尿時に，ゆっくりカテーテルを引き抜き，残尿なく尿を排出するよう指導する．発熱や残尿感などの自覚症状が認められる場合には，抗菌薬による治療が行われるため，医師に報告が必要になる．CICの回数が少ない場合や中断されてしまった場合には，尿路感染症や水腎症などのリスクが高まるので，注意が必要である．

> **引用文献**

1) 杉村享之：骨盤内臓器術後の排尿障害．田中純子，萩原綾子（編）：すぐにわかる！ 使える！ 自己導尿指導 BOOK．pp.163-164，メディカ出版，2012．
2) 宇津木久仁子：婦人科がん術後の排尿・排便・性交障害．臨床婦人科産科 63（12）：1541-1547，2009．
3) Lapides J, Diokno AC, Silber SJ, et al：Clean, intermittent self-catheterization in the treatment of urinary tract disease. The Journal of Urology 107（3）：458-461, 1972.
4) Lapides J, Diokno AC, Gould FR, et al：Further observations on self-catheterization. The Journal of Urology 116（2）：169-171, 1976.
5) Guttmann L, Frankel H：The value of intermittent catheterization in the early management of traumatic paraplegia and tetraplegia. Paraplegia 4（2）：63-84, 1966.
6) 谷口珠実：骨盤底筋訓練の概要と看護のポイント．泌尿器ケア 18（4）：421-424，2013．
7) 吉川羊子：骨盤底筋体操と生活指導．泌尿器ケア 13（冬季増刊）：208，2008．

（田中 純子）

第 3 章

がん薬物療法に伴う症状のがんリハビリテーション

1 倦怠感，疲れやすさのある がん患者のリハビリテーション

1 症状を引き起こす要因

がん関連倦怠感

がん関連倦怠感(cancer-related fatigue：CRF)は，がん患者特有の症状の1つであり，薬物療法や放射線療法を受けている患者の約80%が経験すると報告されている[1,2]．米国 NCCN(National Comprehensive Cancer Network)ガイドラインによると，がん関連倦怠感は「がんやがん治療に関連した，つらく持続する主観的な感覚で，身体的，感情的かつ/または認知的倦怠感または消耗感をさし，最近の活動量には比例するものではないが，患者の日常生活を妨げるものである」と定義されている[3]．日常的な疲労感は一時的に休息すれば回復するのに対して，がん関連倦怠感は休息しても改善しにくいのが特徴である．患者の QOL を低下させるだけでなく，治療の継続を困難にする場合もあることから，生命予後にも悪影響を及ぼす可能性が示唆されている．

がん関連倦怠感の原因

がん関連倦怠感が引き起こされるメカニズムは十分に解明されておらず，がん増大に伴う代謝異常，がん細胞から産生される各種サイトカイン，疼痛，貧血，電解質異常，栄養障害，活動量・身体機能低下，抑うつ・不安などの心理的要因，睡眠障害など多くの要因が複雑に関連して生じるとされている(表3-1)[4]．そのため，倦怠感が生じる原因を評価し，治療・ケアを行うことが必要不可欠である．とりわけ，薬物療法を受けているがん患者の場合は，抗がん薬の副作用などの影響で状態が変化しやすいため注意が必要である．例えば，骨髄抑制に伴う貧血や発熱，ハイドレーションや下痢などによる電解質異常，食欲不振による低栄養状態などは倦怠感のリスク因子となりうる．また，薬物療法は長期間に及ぶ治療となるため，がん患者は活動量低下に伴う廃用症候群をきたしてしまう可能性も高い．このように多様な要因によって倦怠感が引き起こされる可能性があるため，常に患者の状態を評価・把握しておくことが重要となる．

114 第3章／がん薬物療法に伴う症状のがんリハビリテーション

表 3-1 全身倦怠感を引き起こす要因

❶がん関連症状
• 疼痛, 悪心・嘔吐, 呼吸困難など
❷がん治療
• 化学療法, 放射線療法, 手術など
❸貧血
❹栄養障害
❺代謝・内分泌異常
• 高カルシウム血症, 低ナトリウム血症, 低カリウム血症
• 脱水
• 甲状腺機能低下症, 副腎機能低下症, 性腺機能低下症
❻精神症状
• 抑うつ, 不安
❼睡眠障害
❽活動レベルの低下
❾併存疾患
• 感染症, 心不全, 肝不全, 腎不全, 呼吸不全など

〔Cramp F, Byron-Daniel J：Exercise for the management of cancer-related fatigue in adults. Cochrane Database of Systematic Reviews 2012 Nov 14；11：CD006145 より〕

表 3-2 患者特性・治療内容の評価項目

• 年齢
• 併存疾患の有無：脳血管疾患や循環器疾患, 糖尿病など
• 身体機能：治療前の生活習慣, ADL レベルなど
• 精神心理機能：不安, 抑うつなど
• 栄養状態：食事摂取量, 体重減少など
• 治療内容：抗がん薬の種類, 投与期間など

2 治療開始前の評価

　がん関連倦怠感を引き起こす要因は多様であることから, 治療開始前に患者特性や治療内容などを詳細に評価・把握しておく(**表 3-2**). これから治療を開始していくなかで, 倦怠感を生じやすい患者なのか, またどの時期に倦怠感が出現しやすいのかを事前に把握しておくことは, 倦怠感の予防や早急な治療・ケアに繋げていくためのファーストステップである. 以下に, いくつかの重要なポイントを示す.

高齢がん患者

　近年の人口の高齢化に伴い, 高齢がん患者の割合が増えてきている. 高齢者の場合, 加齢とともに生理的な臓器ならびに精神・神経機能が低下し, 非高齢者(成人)と比較すると治療の影響を受けやすい. 例えば, 骨髄抑制や粘膜障害などの副作用が出やすく, それらの回復も遅れる傾向にある. また, 治療に伴い体重減少や廃用症候群が進行し, 入院期間が延長する場合も少なくない. したがって, 治療前に日常生活動作(ADL)や身

表 3-3	高齢者総合的機能評価（Comprehensive Geriatric Assessment：CGA）
基本的日常生活動作	Barthel Index, Katz Index
手段的日常生活動作	Instrumental ADL 尺度（Lawton & Brody）
認知機能	Mini-Mental State Examination：MMSE
情緒・気分	高齢者抑うつ尺度（Geriatric Depression Scale 15：GDS-15）
栄養状態	簡易栄養状態評価表（Mini Nutritional Assessment：MNA）
意欲	意欲の指標（Vitality Index）
脆弱性	Vulnerable Elders Survey-13：VES-13

〔Wildiers H, Heeren P, Puts M, et al：International society of geriatric oncology consensus on geriatric assessment in older patients with cancer. Journal of Clinical Oncology 32（24）：2595-2603, 2014 より〕

体機能，栄養状態，精神・認知機能，介護者や社会的支援の有無などを包括的に評価しておくことが重要である．近年，がんの領域に限らず，このようにさまざまな角度から客観的尺度を用いて行う包括的な機能評価は，高齢者の治療方針や必要なサポートを行うための指標として有用であることが報告されている（**表3-3**）[5]．

生活習慣病を合併しているがん患者

脳血管障害や循環器疾患，糖尿病などの生活習慣病を合併している，もしくはその予備群のがん患者の場合，治療中にこれらの基礎疾患のコントロールが不安定になることがあるので注意が必要である．特に，薬物療法中は血栓や血糖コントロールが不安定になりやすい．また，ハイドレーションなどによる多量の水分負荷あるいは抗がん剤の心毒性に伴い，頻脈や不整脈にもなりやすい．したがって，治療前よりリスクを把握し，治療中のサポート体制を整えておく．

身体機能または精神心理機能に問題を有しているがん患者

治療開始前より身体機能や精神心理機能に問題がある場合は，注意が必要である．例えば，歩行障害を有しているために治療前より活動量の低い生活を送っていた患者の場合，治療開始により活動量がさらに低下し，廃用症候群に陥ってしまう可能性が高い．また，抑うつ傾向にあったり，不安が強い患者の場合も，治療開始とともにこれらの症状が増悪することが考えられる．これらの身体機能・精神心理機能の低下は，倦怠感の原因または増悪因子となりうる．したがって，治療開始前より各専門職にコンサルトし，早期より専門的介入を開始しておくことが重要である．

薬物療法のレジメンの把握

抗がん薬の副作用には出現しやすい時期がある（**図3-1**）．また，使用する抗がん薬の

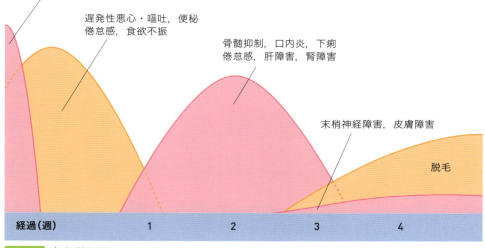

図 3-1 主な副作用の出現時期

表 3-4 倦怠感が出現しやすい主な抗がん薬

抗がん薬の種類	抗がん薬名
アルキル化薬	イホスファミド，シクロホスファミド
代謝拮抗薬	シタラビン，エノシタビン
白金製剤	シスプラチン，カルボプラチン
微小管阻害薬	ビンクリスチン硫酸塩，ビンデシン硫酸塩
その他	エトポシド，イリノテカン塩酸塩，ブレオマイシン，インターフェロン(IFN)，インターロイキン-2(IL-2)，腫瘍壊死因子(TNF)

〔坪井香：全身倦怠感．長場直子，本村茂樹(編)：がん看護セレクション がん化学療法．p.144, 学研メディカル秀潤社, 2012より一部改変〕

種類によって，倦怠感の出現のしやすさも異なってくる(表 3-4)[6]．そのため，患者が受ける薬物療法のレジメンを把握し，倦怠感が出現しやすい抗がん薬であるのか，どれくらいの時期に出現する可能性が高いのかを事前に予測しておくことが大切である．

3 治療中，治療後の症状の査定

がん関連倦怠感のスクリーニングとアセスメント方法

がん関連倦怠感はさまざまな要因がからみ合った主観的な症状であるため，アセスメントが難しい．また，患者自身が「治療をしているから仕方ない」と倦怠感を訴えることを躊躇してしまったり，小児や終末期の患者は自分から訴えることが困難であること

が多いため，医療者が定期的なスクリーニングとアセスメントを行う．

　実際のスクリーニングやアセスメントには，「Brief Fatigue Inventory（BFI）」や「Cancer Fatigue Scale（CFS）」といった評価尺度（日本語版）を用いて，全身倦怠感の有無や程度を定期的に評価していく方法がある（**表3-5，表3-6**）[7, 8]．小児や高齢者など，質問に対する理解が難しい患者の場合には，単に「疲れている」「疲れていない」を尋ねるだけでもよい．NCCN のガイドラインでは Numeric rating scale（NRS：0＝倦怠感なし，10＝

表3-5 Brief Fatigue Inventory 日本語版

だれでも一生のうちには，とても疲れたり，とてもだるかったりすることがあります．
この 1 週間に，普通とは異なる疲れやだるさを感じましたか？

　　　　　　　　　　　　　　　　　　　　　　　　　はい □　　　いいえ □

1. あなたが今感じているだるさ（倦怠感，疲労感）を
　もっともよく表す数字 1 つに○をして下さい．
　　0　　1　　2　　3　　4　　5　　6　　7　　8　　9　　10
　だるさ　　　　　　　　　　　　　　　　　　　　　　　これ以上考えられない
　なし　　　　　　　　　　　　　　　　　　　　　　　　ほどのだるさ

2. この 24 時間にあなたが感じた通常のだるさ（倦怠感，疲労感）を
　最もよく表す数字 1 つに○をして下さい．
　　0　　1　　2　　3　　4　　5　　6　　7　　8　　9　　10
　だるさ　　　　　　　　　　　　　　　　　　　　　　　これ以上考えられない
　なし　　　　　　　　　　　　　　　　　　　　　　　　ほどのだるさ

3. この 24 時間にあなたが感じた最も強いだるさ（倦怠感，疲労感）を
　最もよく表す数字 1 つに○をして下さい．
　　0　　1　　2　　3　　4　　5　　6　　7　　8　　9　　10
　だるさ　　　　　　　　　　　　　　　　　　　　　　　これ以上考えられない
　なし　　　　　　　　　　　　　　　　　　　　　　　　ほどのだるさ

4. この 24 時間のうちで，だるさがあなたの生活にどれほど支障になったかを
　最もよく表す数字 1 つに○をして下さい．

　　A. 日常生活の全般的活動
　　0　　1　　2　　3　　4　　5　　6　　7　　8　　9　　10
　支障なし　　　　　　　　　　　　　　　　　　　　　　完全に支障になった

　　B. 気持ち，情緒
　　0　　1　　2　　3　　4　　5　　6　　7　　8　　9　　10
　支障なし　　　　　　　　　　　　　　　　　　　　　　完全に支障になった

　　C. 歩行能力
　　0　　1　　2　　3　　4　　5　　6　　7　　8　　9　　10
　支障なし　　　　　　　　　　　　　　　　　　　　　　完全に支障になった

　　D. 通常の仕事（家庭外での仕事や毎日の生活における雑事を含む）
　　0　　1　　2　　3　　4　　5　　6　　7　　8　　9　　10
　支障なし　　　　　　　　　　　　　　　　　　　　　　完全に支障になった

　　E. 対人関係
　　0　　1　　2　　3　　4　　5　　6　　7　　8　　9　　10
　支障なし　　　　　　　　　　　　　　　　　　　　　　完全に支障になった

　　F. 生活を楽しむこと
　　0　　1　　2　　3　　4　　5　　6　　7　　8　　9　　10
　支障なし　　　　　　　　　　　　　　　　　　　　　　完全に支障になった

〔Okuyama T, Wang XS, Akechi T, et al：Validation study of the Japanese version of the brief fatigue inventory. Journal of Pain and Symptom Management 25(2)：106-117, 2003 より〕

想像できる最悪の倦怠感)を用いてスクリーニングを行い，中等度以上の倦怠感(NRS = 4以上)がある場合には更なる詳細な評価と介入を開始することを推奨している(**図 3-2**)．大切なことは，全身倦怠感を有している患者を見逃さないことである．

治療中のアセスメントとフォローアップ

治療中は定期的にがん関連倦怠感に関するスクリーニングとアセスメントを行っていく．先にも述べたが，まずは簡易スクリーニングによって倦怠感の有無をできるだけ早

表 3-6 Cancer Fatigue Scale 日本語版

	いいえ	すこし	まあまあ	かなり	とても
1 疲れやすいですか？	1	2	3	4	5
2 横になっていたいと感じますか？	1	2	3	4	5
3 ぐったりと感じますか？	1	2	3	4	5
4 不注意になったと感じますか？	1	2	3	4	5
5 活気はありますか？	1	2	3	4	5
6 身体がだるいと感じますか？	1	2	3	4	5
7 言い間違いが増えたように感じますか？	1	2	3	4	5
8 物事に興味をもてますか？	1	2	3	4	5
9 うんざりと感じますか？	1	2	3	4	5
10 忘れやすくなったと感じますか？	1	2	3	4	5
11 物事に集中することはできますか？	1	2	3	4	5
12 おっくうに感じますか？	1	2	3	4	5
13 考える速さは落ちたと感じますか？	1	2	3	4	5
14 がんばろうと思うことができますか？	1	2	3	4	5
15 身の置き所のないようなだるさを感じますか？	1	2	3	4	5

各質問についてあまり深く考えずに第一印象で，現在の状態に最も当てはまる番号を患者に選択してもらう．

〔Okuyama T, Akechi T, Kugaya A, et al：Development and validation of the cancer fatigue scale：a brief, three-dimensional, self-rating scale for assessment of fatigue in cancer patients. Journal of Pain and Symptom Management 19(1)：5-14, 2000 より〕

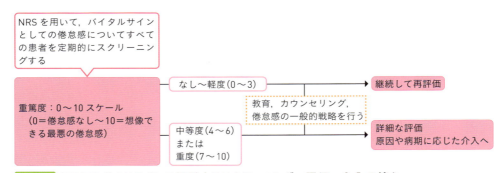

図 3-2 NCCN ガイドラインで推奨するスクリーニング，評価，介入の流れ

期より把握することが重要である．また，治療の影響で患者の状態は変化しやすいため，注意を要する．倦怠感の出現や増強に合わせて，骨髄抑制や電解質異常，食欲不振などといった別の因子の増悪を認める場合には，それらが倦怠感の主な原因となっている可能性が高い．このような場合には，こちらの治療が優先され，それに伴い倦怠感が改善することも多い．したがって，倦怠感の原因となりうる治療可能な因子のアセスメントおよび治療が非常に重要となる．

次に，患者のADLや生活の変化にも注意を配る．倦怠感は主観的な症状であり，患者によって訴えの程度も異なるため，ADLや生活面の評価を組み合わせることで，倦怠感によって何が制限されているか，何が困難となっているかを把握する．特に薬物治療は比較的長期間にわたる治療となるため，患者のADLや身体機能が低下しやすい傾向にある．ADLや身体機能の低下はさらなる倦怠感の増強につながり，場合によっては治療の中断・中止を判断しなければならないことも少なくないので，倦怠感に加えてADLや身体機能のアセスメントを同時に行い，ケアしていくことも重要である．

ADLのアセスメントツールとしては基本的日常生活動作能力を評価するBarthel Indexや手段的日常生活動作能力を評価するInstrumental ADL尺度（Lawton & Brody）がある（表3-7，表3-8）[9, 10]．これらを使用，もしくは参考にしながら経時的にフォローアップしていく．身体機能については，以前と比べて労作時の息切れが強くなっていないか，以前と比べて連続して歩行できる距離が短くなっていないか，以前と比べて重い荷物が持てなくなっていないかなどを質問することで評価していく．客観的な評価法としては握力や歩行速度，6分間歩行距離テストなどがあり，これらは比較的簡易に検査が可能である．看護師がこれらの評価法を用いてアセスメントすることも有用であるが，身体機能低下の程度によってはリハビリテーション科にコンサルトして，詳細な評価および介入を依頼することも必要となる．

治療後のアセスメントとフォローアップ

がん関連倦怠感は治療後もその症状が数か月から数年にわたって持続するといった報告[4]があるように，治療中だけでなく治療後のアセスメントおよびフォローアップも重要である．しかしながら，治療中と比べると患者の状態が安定してくるため，フォローアップの頻度や時間は少なくなってきてしまう．また，患者自身が「ただの疲労だろう」といって自宅で我慢し続け，医療者に相談したときには，体力やADLが大きく低下してしまっているといったことが起こりやすくなってくる．したがって，治療中の倦怠感の程度に合わせて，患者ごとにフォローアップの頻度や時間，方法などを調整することが大切である．例えば，治療中から倦怠感の訴えが強く，活動量やADLが制限されていたような患者の場合には，治療後数か月はフォローアップの頻度を増やしていくなどのサポートを行う．

これらに加えて，治療後は患者自身が倦怠感をアセスメントし，セルフマネジメントしていく方法を身につけることも重要である．例えば，毎日の倦怠感の程度やADL，活動量などを評価できるようなセルフチェックシートを作成し，患者自身でマネジメン

表 3-7 基本的日常生活動作尺度

評価項目	点数	基準
食事	10	自立，自助具などの装着可，標準的時間内に食べ終える
	5	部分介助(例えば，おかずを切って細かくしてもらう)
	0	全介助
車椅子から ベッドへの移動	15	自立，ブレーキ，フットレストの操作も含む(歩行自立も含む)
	10	軽度の部分介助または監視を要する
	5	座ることは可能であるがほぼ全介助
	0	全介助または不可能
整容	5	自立(洗面，整髪，歯磨き，ひげ剃り)
	0	部分介助または不可能
トイレ動作	10	自立，衣服の操作，後始末を含む，ポータブル便器などを使用している場合はその洗浄も含む
	5	部分介助，体を支える，衣服，後始末に介助を要する
	0	全介助または不可能
入浴	5	自立
	0	部分介助または不可能
歩行	15	45 m 以上の歩行，補装具(車椅子，歩行器は除く)の使用の有無は問わない
	10	45 m 以上の介助歩行，歩行器の使用を含む
	5	歩行不能の場合，車椅子にて 45 m 以上の操作可能
	0	上記以外
階段昇降	10	自立，手すりなどの使用の有無は問わない
	5	介助または監視を要する
	0	不能
着替え	10	自立，靴，ファスナー，装具の着脱を含む
	5	部分介助，標準的な時間内，半分以上は自分で行える
	0	上記以外
排便コントロール	10	失禁なし，浣腸，坐薬の取り扱いも可能
	5	時に失禁あり，浣腸，坐薬の取り扱いに介助を要する者も含む
	0	上記以外
排尿コントロール	10	失禁なし，収尿器の取り扱いも可能
	5	時に失禁あり，収尿器の取り扱いに介助を要する者も含む
	0	上記以外

代表的な ADL 評価法である．100 点満点だからといって独居可能というわけではない．
〔Mahoney FI, Barthel DW：Functional evaluation：The Barthel Index. Maryland State Medical Journal 14：61-65，1965 より〕

倦怠感，疲れやすさのあるがん患者のリハビリテーション　121

表 3-8 手段的日常生活動作尺度

項目	採点	入院時 男性	入院時 女性	退院時 男性	退院時 女性
A 電話を使用する能力	1. 自分から電話をかける(電話帳を調べたり, ダイヤル番号を回すなど)	1	1	1	1
	2. 2〜3のよく知っている番号をかける	1	1	1	1
	3. 電話に出るが自分からかけることはない	1	1	1	1
	4. 全く電話を使用しない	0	0	0	0
B 買い物	1. すべての買い物は自分で行う	1	1	1	1
	2. 少額の買い物は自分で行える	0	0	0	0
	3. 買い物に行くときはいつも付き添いが必要	0	0	0	0
	4. 全く買い物はできない	0	0	0	0
C 食事の準備	1. 適切な食事を自分で計画し準備し給仕する		1		1
	2. 材料が供与されれば適切な食事を準備する		0		0
	3. 準備された食事を温めて給仕する, あるいは食事を準備するが適切な食事内容を維持しない		0		0
	4. 食事の準備と給仕をしてもらう必要がある		0		0
D 家事	1. 家事を1人でこなす, あるいは時に手助けを要する(例: 重労働など)		1		1
	2. 皿洗いやベッドの支度などの日常的仕事はできる		1		1
	3. 簡単な日常的仕事はできるが, 妥当な清潔さの基準を保てない		1		1
	4. すべての家事に手助けを必要とする		1		1
	5. すべての家事にかかわらない		0		0
E 洗濯	1. 自分の洗濯は完全に行う		1		1
	2. ソックス, 靴下のゆすぎなど簡単な洗濯をする		1		1
	3. すべて他人にしてもらわなければならない		0		0
F 移送の形式	1. 自分で公的機関を利用して旅行したり自家用車を運転する	1	1	1	1
	2. タクシーを利用して旅行するが, その他の公的輸送機関は利用しない	1	1	1	1
	3. 付き添いがいたり皆と一緒なら公的輸送機関で旅行する	1	1	1	1
	4. 付き添いか皆と一緒で, タクシーか自家用車に限り旅行する	0	0	0	0
	5. 全く旅行しない	0	0	0	0
G 自分の服薬管理	1. 正しいときに正しい量の薬を飲むことに責任がもてる	1	1	1	1
	2. あらかじめ薬が分けて準備されていれば飲むことができる	0	0	0	0
	3. 自分の薬を管理できない	0	0	0	0
H 財産取り扱い能力	1. 経済的問題を自分で管理して一連の収入を得て, 維持する(予算, 小切手書き, 掛金支払い, 銀行へ行く)	1	1	1	1
	2. 日々の小銭は管理するが, 預金や大金などでは手助けを必要とする	1	1	1	1
	3. 金銭の取り扱いができない	0	0	0	0
採点法は各項目ごとに該当する右端の数値を合計する(満点:男性5点, 女性8点)					

〔Lawton MP, Brody EM:Assessment of older people:self-maintaining and instrumental activities of daily living. The Gerontologist 9(3):179-186, 1969 より〕

	月	火	水	木	金	土	日
日付	20 / /	20 / /	20 / /	20 / /	20 / /	20 / /	20 / /
体調	悪い・普通・⦿良い	⦿悪い・普通・良い	悪い・普通・良い	悪い・普通・良い	悪い・普通・良い	悪い・普通・良い	悪い・普通・良い
だるさ	⦿0・・・5・・・10	0・・・⑤・・・10	0・・・5・・・10	0・・・5・・・10	0・・・5・・・10	0・・・5・・・10	0・・・5・・・10
食事	少ない・⦿普通・多い	少ない・⦿普通・多い	少ない・普通・多い	少ない・普通・多い	少ない・普通・多い	少ない・普通・多い	少ない・普通・多い
運動	不可・⦿可	⦿不可・可	不可・可	不可・可	不可・可	不可・可	不可・可
内容	散歩1時間	何もしていない					
家事	不可・⦿可	不可・⦿可	不可・可	不可・可	不可・可	不可・可	不可・可
内容	掃除, 洗濯	洗濯のみ					
日付	20 / /	20 / /	20 / /	20 / /	20 / /	20 / /	20 / /
体調	悪い・普通・良い	悪い・普通・良い	悪い・普通・良い	悪い・普通・良い	悪い・普通・良い	悪い・普通・良い	悪い・普通・良い
だるさ	0・・・5・・・10	0・・・5・・・10	0・・・5・・・10	0・・・5・・・10	0・・・5・・・10	0・・・5・・・10	0・・・5・・・10
食事	少ない・普通・多い	少ない・普通・多い	少ない・普通・多い	少ない・普通・多い	少ない・普通・多い	少ない・普通・多い	少ない・普通・多い
運動	不可・可	不可・可	不可・可	不可・可	不可・可	不可・可	不可・可
内容							
家事	不可・可	不可・可	不可・可	不可・可	不可・可	不可・可	不可・可
内容							

図 3-3 セルフチェックシートの一例

トできるような方法を提供していくことも有用である（**図3-3**）. さらに, このセルフチェックシートを外来診察時や電話によるフォローアップ時に共有することで, 看護師を中心とした医療者側も患者の状態をより把握しやすくなるといったメリットも出てくると考えられる. 治療中と比べると, 治療後は患者自身で判断して生活していく場面が多くなってくるため, 患者自身が体調管理していくことをサポートする体制を整えることも大切なフォローアップの1つである. 医療者が適切なアセスメントおよびフォローアップを行うことに加え, 治療中から患者自身が自己管理できる方法を提供し, 指導していくことも重要な役割である.

引用文献

1) Henry DH, Viswanathan HN, Elkin EP, et al：Symptoms and treatment burden associated with cancer treatment：results from a cross-sectional national survey in the U.S. Supportive Care in Cancer 16(7)：791-801, 2008.

2) Hofman M, Ryan JL, Figueroa-Moseley CD, et al：Cancer-related fatigue：the scale of the problem. Oncologist 12 Suppl 1：4-10, 2007.

3) National Comprehensive Cancer Network：NCCN Guidelines for Cancer-Related Fatigue, 2015. http://www.nccn.org/professionals/physician_gls/f_guidelines.asp(2015年12月17日アクセス)

4) Cramp F, Byron-Daniel J：Exercise for the management of cancer-related fatigue in adults. Cochrane Database of Systematic Reviews 2012 Nov 14；11：CD006145.

5) Wildiers H, Heeren P, Puts M, et al：International society of geriatric oncology consensus on geriatric assessment in older patients with cancer. Journal of Clinical Oncology 32 (24)：2595-2603, 2014.
6) 坪井香：全身倦怠感. 長場直子, 本村茂樹(編)：がん看護セレクション がん化学療法. p.144, 学研メディカル秀潤社, 2012.
7) Okuyama T, Wang XS, Akechi T, et al：Validation study of the Japanese version of the brief fatigue inventory. Journal of Pain and Symptom Management 25(2)：106-117, 2003.
8) Okuyama T, Akechi T, Kugaya A, et al：Development and validation of the cancer fatigue scale：a brief, three-dimensional, self-rating scale for assessment of fatigue in cancer patients. Journal of Pain and Symptom Management 19(1)：5-14, 2000.
9) Mahoney FI, Barthel DW：Functional evaluation：The Barthel Index. Maryland State Medical Journal 14：61-65, 1965.
10) Lawton MP, Brody EM：Assessment of older people：self-maintaining and instrumental activities of daily living. The Gerontologist 9(3)：179-186, 1969.

（立松 典篤）

4 症状の予防と悪化予防のための リハビリテーションの指導

　がん患者の倦怠感は，がん自体の進行だけでなく治療によって生じる症状でもあり，化学療法中では，80～96％の割合で出現し，数か月から数年間持続するといわれている[1].化学療法中の患者のなかには，痛みや悪心よりも，倦怠感の方が日常生活に与える影響が大きく，根治的な治療を拒否することにもつながる場合がある[2].

　化学療法中の倦怠感の増悪の機序については，詳細には解明されていないが，化学療法によって食欲不振，悪心・嘔吐，貧血，免疫不全状態による感染などが生じ，2次的に倦怠感を招く可能性と，化学療法によってサイトカインの放出が惹起され，倦怠感が生じる可能性が示唆されている．化学療法に伴う倦怠感の強さは，抗がん剤の種類や治療回数の多さとも関係する．倦怠感の頻度の高い抗がん剤では1コース終了後から出現することが多く，治療回数を重ねるごとにその症状の程度は強くなる．さらに，倦怠感の出現による活動レベルの低下が，患者の身体能力の低下につながりやすくなる．そのため，患者が日常生活を営むために必要な消費エネルギーも大きくなり，倦怠感の増強に影響しやすくなる．リハビリテーション(以下，リハビリ)は，患者の活動が強化され，身体能力の喪失を低減させることで倦怠感が和らぐと考えられている．患者の体験している倦怠感が，身体面や精神面，日常生活にどのように影響しているかを観察し，リハビリの指導に活かすことが重要である．

観察ポイント

　多くの患者は，倦怠感は当然起こることで治療法がないと思っており，治療中であれば，倦怠感を強く訴えると治療を中止されるのではないかと心配し，自ら倦怠感を訴えないことも多く[3]，臨床現場では倦怠感が過小評価されやすい．看護師は，患者の体験

表 3-9 化学療法による有害事象の発現時期

経過	内容
投与日	アレルギー反応，血管痛，発熱，血圧低下，悪心・嘔吐(急性)，下痢，末梢神経障害(急性)
2〜3 日	倦怠感，食欲不振，悪心・嘔吐(遅発性)，下痢
7〜14 日	口内炎，食欲不振，骨髄抑制
14〜28 日	臓器障害(心・肝・腎など)，膀胱炎，脱毛，神経障害，色素沈着
2〜6 か月	肺線維症，うっ血性心不全
5〜6 年	2 次発がん

〔富山恵子：化学療法実施前のアセスメント．佐々木常雄，岡元るみ子(編)：新がん化学療法ベスト・プラクティス．p.82，照林社，2012 より引用改変〕

している倦怠感を見逃さないように，患者の全身状態，心身のつらさの程度，日常生活(睡眠，食事，コミュニケーションなど)への影響を注意深く観察する．治療中であれば，化学療法による有害事象の出現時期を把握したうえで観察する必要がある(**表 3-9**)[4]．化学療法の有害事象以外に，貧血，電解質異常，栄養障害，抑うつ・不安，睡眠障害などが明らかな場合には，専門家に相談し適切な対処を行う．

リハビリテーション中の注意点

　化学療法を含むがん治療中のがん患者は，治療の影響により疲労感を感じやすく，運動能力の低下をきたすことが多い[5]．化学療法後には，臥床に伴う心肺系・骨格系の廃用，ヘモグロビン値の低下，多量の水分負荷もしくは心毒性に伴う心機能の軽度低下などが原因で，安静時に頻脈となることがしばしばある．アンスラサイクリン系薬剤であるドキソルビシンやダウノルビシンなどの使用によって心機能障害が出現することが知られており，その機序は，薬剤による心筋ミトコンドリア障害であり，蓄積性かつ不可逆性である．ドキソルビシンの場合，体表面積当たりの累積使用量が 450〜500 mg を超えると急速に心機能障害の出現率が上昇するため，経時的に心エコー検査を行って駆出率を確認することや，薬剤の累積使用量を把握することで有害事象のリスクを減らすことが可能となる．シスプラチン，シクロホスファミド，アンスラサイクリン系薬剤，イリノテカンなどの投与によって，悪心・嘔吐が出現しやすくリハビリテーションを阻害する可能性がある．グラニセトロンなどのセロトニン受容体拮抗薬などの投与によって積極的に症状を緩和させることが必要である．

　患者のがんの進行度，治療の経過，治療の影響，全身状態について把握し，安全にリハビリを継続するための目安を参考にして，多職種で情報を共有しながらリスク管理を行うことが求められる(**表 1-7**，p.20)[6, 7]．

倦怠感，疲れやすさのあるがん患者のリハビリテーション　125

患者へのセルフケア指導

情報提供

　病状や治療によっては，倦怠感を完全に消失することは困難であり，倦怠感があっても，それとうまく付き合っていけるように生活していくことが目標となる場合がある．化学療法の種類によって，倦怠感は治療後数日で強くなり，時間の経過とともに徐々に緩和されてくることをあらかじめ伝えておくとよい．化学療法を開始する前のオリエンテーションなどで，悪心・嘔吐や下痢，発熱などの有害事象の出現により倦怠感が増強する可能性もあるが，症状への治療を行い倦怠感が緩和されることも事前に説明しておく．

活動と休息パターンの調整

　倦怠感のある患者の活動と休息のバランスを調整して，無理せず自分の体調に合わせて活動を維持するケアとして，エネルギー温存・活動療法(energy conservation and activity management：ECAM)がある．がん患者の全ての病期において有用性は明らかにされていないが，治療中の患者や長期生存者の倦怠感を軽減すると報告されている[8]．ECAMは，意図的にエネルギー消費を調節し，休息(エネルギー保存：普段行っている活動をすべて行わずに，負担の少ない方法に変更したり，他人に任せること)と活動のバランスをとり，患者が価値ある活動を続けられるようにすることを目的としている．

　倦怠感の出現期間，倦怠感の程度，自分のエネルギーの程度などをメモや日記に記し，患者自らが症状の変化を認識したうえで，エネルギーレベルの高い時間帯に優先度の高い活動を行えるように支援する．

サポート体制の構築

　倦怠感が生じると，これまでと同じように活動することが難しくなるため，患者が思い描いている「普通の生活」と現状にギャップを抱くことがある．家族や周囲の協力が必要であることを患者とその家族に理解してもらい，いつでも協力を依頼できるような環境に整え，患者が自ら現状と折り合いをつけ「自分らしい生活」をイメージして療養できるよう支援する．

　また，仕事を休んでいる患者の場合，倦怠感の持続により職場復帰の目途が立たず不安になることがある．職場の上司やごく身近な同僚に対しては，自分の病気についてきちんと伝え，体調に応じた仕事の量や内容に調整してもらえるよう支援する．

栄養不足による体力低下の予防

　化学療法中は正常細胞へのダメージも強く，通常よりもエネルギー量を必要とするため，体力を維持するための食事は必要だが，栄養面や体力にこだわりすぎていると，食べることに「義務感」が生じ，かえって苦痛にもなる．食事の時間をあまり気にせず，気分のよいときに食べられるもの，好きなものを食べるという気持ちで過ごせればいい

ことを説明する．食事だけでは十分な栄養が摂取できないときには栄養補助食品を活用し，疲労物質の蓄積を防ぐために，1,000 mL/日程度の適度な水分補給も心がけるように指導する．

気分転換

倦怠感は身体的，精神的，認知的側面をもつため，患者の倦怠感の程度や ADL，生活パターンに合わせてうまく気分転換できるように促す．気分転換活動の実施による倦怠感の緩和に関する報告は少ないが，アロマセラピーは，がん治療中の患者の倦怠感に対して有効性が示されており[9]，音楽鑑賞は不安を和らげ情緒的な安定に期待できる[10]．患者が自分の好きな香りを楽しんだり，音楽鑑賞，テレビや映画鑑賞，散歩など，患者の好む活動が快刺激としてリラクセーション効果を高め，倦怠感の感じ方に影響を及ぼし症状緩和につながっている可能性がある．

自宅で継続できるリハビリテーション

運動療法

がん患者は，化学療法中から治療後にかけて QOL が低下するが，有酸素運動やトレーニングなどの運動療法を実施することで改善すると報告されている[11, 12]．

倦怠感に関しては，補助療法中あるいは補助療法後の乳がん患者に，有酸素運動や筋力トレーニングを実施することで，行わない場合に比べて，倦怠感が改善すると報告されている[13, 14]．また，Cochrane review では，治療中のがん患者に 12 週間の運動療法を行うと，行わない場合に比べて，倦怠感が減少すると報告されている[15]．運動に要する時間や頻度，期間など具体的な方法は明らかにされていないが，ウォーキングやサイクリング，水泳，ヨガなどの有酸素運動で効果が示されており，運動による心肺機能，気分，睡眠の質の改善が倦怠感の緩和に寄与していると考えられている[16]．PS（performance status）の低下や痛みなどの苦痛症状に配慮し，無理のないペースで行えば倦怠感が緩和される可能性がある．

補完代替療法

マッサージやヨガ，気功では，治療中のがん患者の倦怠感が改善したという報告がある[17〜19]．病期や原疾患，治療内容や方法がさまざまであることから，エビデンスレベルは高くないが，マッサージという快刺激によって，患者の副交感神経が優位となり，血圧調整機能をもつ筋交感神経活動が抑制されて倦怠感が緩和すると考えられる．このような補完代替療法はさまざまな種類があり，薬物療法に比べて有害事象が少ないといわれているが，患者の全身状態に注意して，患者が心地よいと感じる方法を選び実施することが大事である．

倦怠感，疲れやすさのあるがん患者のリハビリテーション　127

多職種チーム医療の実践

　倦怠感という症状は，病態に複数の要因が関連していることが多く，その病態は病期とともに変化する．化学療法中の倦怠感の主な病態が貧血であったとしても，代謝異常や感染が伴い，患者の体験しているつらさも刻々と変化していく．看護師は，患者の身体的・心理的状況とつらさに配慮して，必要なケアとアプローチする職種を見極め適切なケアを提供していくことが求められる．また，定期的に評価を行い効果的なケアを提供していく．さらにチームアプローチを円滑にするためには，患者と家族の情報を医療者間で共有し，定期的なカンファレンスで各専門職の立場からリハビリの効果を多面的に評価し，倦怠感の予防，悪化予防の目標を再設定し，患者の QOL の維持・向上のために臨機応変にチーム医療を調整していく必要がある．

5 看護師による患者の評価

　看護師は患者の主観的な倦怠感の有無やその程度を確認し，倦怠感による日常生活への支障や心理社会面への影響など包括的なアセスメントを行う．また，患者のセルフケア能力，コーピング，QOL もふまえた個別的なケア計画について実施評価する．

倦怠感の評価尺度

　倦怠感の評価尺度には，一次元の評価尺度と多次元の評価尺度がある．一次元の評価尺度には，視覚的アナログ評価スケールの VAS(Visual Analog Scale)，数字評価スケール NRS があり，倦怠感の有無や程度を確認するために有用であり，短時間で簡便に評価しやすい．多次元の評価尺度には BFI，CFS，日本語版 Piper Fatigue Scale(PFS)などがある．多次元の評価尺度は，一次元の評価尺度と比べて時間を要するが，日常生活への支障や，身体的・精神的・認知的な倦怠感など多面的な評価が可能である．スクリーニングは，がん治療の前，治療中，治療中止後など，定期的に繰り返し行う必要がある．米国臨床腫瘍学会(American Society of Clinical Oncology：ASCO)のガイドラインでは，1段階目で倦怠感の程度を NRS(0〜10 の 11 段階)により評価し，2 段階目で包括的なアセスメントを行う，といったように評価尺度を組み合わせて評価したうえで，薬物療法と非薬物療法を実施することを推奨している[20]．

評価のポイント

　倦怠感の評価では，①倦怠感の程度，②倦怠感の経過(倦怠感の発症時期，発症パターン，持続期間，経時的変化，倦怠感の関連因子，緩和・増強因子)，③病状の評価(検査データ)，④治療可能な要因の有無(合併症，投薬内容，栄養状態)，⑤睡眠状況，⑥心理社会的な状況，⑦日常生活への支障などこれらの項目の関連性がポイントとなる．つまり，

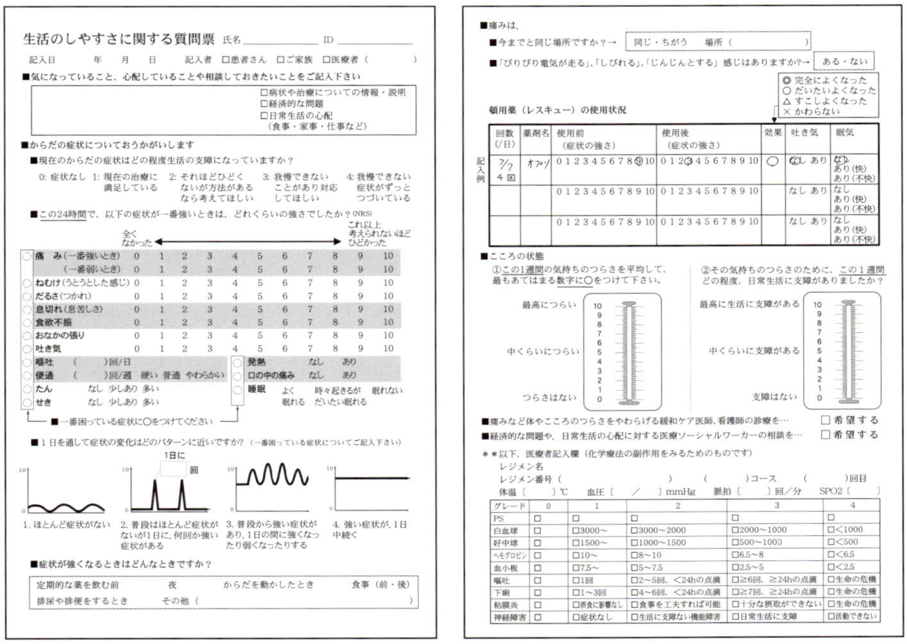

図 3-4 生活のしやすさに関する質問票

〔緩和ケア普及のための地域プロジェクト：OPTIM study（厚生労働科学研究　がん対策のための戦略研究）―パンフレット等.
http://gankanwa.umin.jp/pdf/tool01.pdf（2015 年 12 月 9 日アクセス））

　倦怠感があることで，患者はどのようなつらさを体験しているのか包括的なアセスメントをすることが重要である．患者自記式のスクリーニングシートを用いることで，患者と医療者がコミュニケーションをはかりながら倦怠感によるつらさを具体的に把握しやすくなる（**図 3-4**）[21]．慢性的な倦怠感を体験している患者の場合は，治療による現時点の倦怠感のつらさだけでなく，がんの再発や転移の出現など病状の進行や患者の望んでいた生き方・生活との関連も含み評価する必要がある．

引 用 文 献

1) Prue G, Rankin J, Allen J, et al：Cancer-related fatigue：A critical appraisal. European Journal of Cancer 42(7)：846-863, 2006.

2) Hagelin CL, Wengström Y, Ahsberg E, et al：Fatigue dimensions in patients with advanced cancer in relation to time of survival and quality of life. Palliative Medicine 23(2)：171-178, 2009.

3) Rizzo JD, Brouwers M, Hurley P, et al：American Society of Hematology/American Society of Clinical Oncology clinical practice guideline update on the use of epoetin and darbepoetin in adult patients with cancer. Blood 116(20)：4045-4059, 2010.

4) 富山恵子：化学療法実施前のアセスメント．佐々木常雄，岡元るみ子（編）：新がん化学療法ベスト・プラクティス．p.82，照林社，2012.

5) 辻哲也：がん治療におけるリハビリテーションの必要性．Journal of Clinical Rehabilitaion 12(10)：856-862，2003.

倦怠感，疲れやすさのあるがん患者のリハビリテーション　129

6) Gerber LH, Vargo M：Rehabilitation for patients with cancer diagnoses. DeLisa JA, Gans BM, Bockenek WL(eds)：Rehabilitation Medicine：Principles and Practice(3rd ed). pp.1293-1317, Lippincott-Raven, Philadelphia, 1998.

7) 前掲5)，1296.

8) Barsevick AM, Dudley W, Beck S, et al：A randomized clinical trial of energy conservation for patients with cancer-related fatigue. Cancer 100(6)：1302-1310, 2004.

9) Radbruch L, Strasser F, Elsner F, et al：Fatigue in palliative care Patients — an EAPC approach. Palliative Medicine 22(1)：13-32, 2008.

10) 佐伯由香：代替療法のエビデンス—音楽療法．臨床看護 29(13)：2055-2063，2003.

11) 赤穂理絵，東麻美：不安・抑うつ．佐々木常雄，岡元るみ子(編)：新がん化学療法ベスト・プラクティス．p.219，照林社，2012.

12) Courneya KS, Segal RJ, Mackey JR, et al：Effects of aerobic and resistance exercise in breast cancer patients receiving adjuvant chemotherapy：a multicenter randomized controlled trial. Journal of Clinical Oncology 25(28)：4396-4404, 2007.

13) Dimeo FC, Stieglitz RD, Novelli-Fischer U, et al：Effects of physical activity on the fatigue and psychologic status of cancer patients during chemotherapy. Cancer 85(10)：2273-2277, 1999.

14) Courneya KS, Mackey JR, Bell GJ, et al：Randomized controlled trial of exercise training in postmenopausal breast cancer survivors：cardiopulmonary and quality of life outcomes. Journal of Clinical Oncology 21(9)：1660-1668, 2003.

15) Mishra SI, Scherer RW, Snyder C, et al：Exercise interventions on health-related quality of life for people with cancer during active treatment. Cochrane Database of Systematic Reviews 2012 Aug 15；8：CD008465.

16) Barners EA, Bruera E：Fatigue in patients with advanced cancer：a review. International Journal of Gynecological Cancer 12(5)：424-428, 2002.

17) Pan YQ, Yang KH, Wang YL, et al：Massage interventions and treatment-related side effects of breast cancer：a systematic review and meta-analysis. International Journal of Clinical Oncology 19(5)：829-841, 2014.

18) Danhauer SC, Mihalko SL, Russell GB, et al：Restorative yoga for women with breast cancer：findings from a randomized pilot study. Psycho-Oncology 18(4)：360-368, 2009.

19) Oh B, Butow P, Mullan B, et al：Impact of medical Qigong on quality of life, fatigue, mood and inflammation in cancer patients：a randomized controlled trial. Annals of Oncology 21(3)：608-614, 2009.

20) Bower JE, Bak K, Berger A, et al：Screening, assessment, and management of fatigue in adult survivors of cancer：an American Society of Clinical Oncology clinical practice guideline adaptation. Journal of Clinical Oncology 32(17)：1840-1850,2014.

21) 緩和ケア普及のための地域プロジェクト：OPTIM study(厚生労働科学研究　がん対策のための戦略研究)—パンフレット等．http://gankanwa.umin.jp/pdf/tool01.pdf(2015年12月9日アクセス)

（久山 幸恵）

2 末梢神経障害のある　がん患者のリハビリテーション

1 症状を引き起こす要因

　末梢神経障害は，がん薬物治療に関する副作用の代表的なものの1つであり，長期的にがんサバイバーのQOLを障害することがある[1]．末梢神経には，筋肉を動かす運動神経，痛覚や触覚，温度覚を伝える感覚神経，血圧や体温，臓器の機能を調整する自律神経がある．代表的な症状として，運動神経障害は手足の脱力，感覚神経障害は手足のしびれ，自律神経障害は手足の冷感や胃腸障害，発汗障害などをきたす．多くの薬剤では，感覚障害が主な症状となり，特に「ストッキング＆グローブ型」とよばれる四肢末端中心のしびれが代表的な症状である．例外的には，サリドマイドでは30〜40％，パクリタキセルでは14％程度の症例で運動障害をきたす．自律神経障害をきたす薬剤は少ないが，ビンカアルカロイド製剤，特にビンクリスチンでは便秘をきたす症例が多い．

　末梢神経障害の発生頻度は，薬剤の種類，量，投薬期間によって異なる．発現時期については，抗がん剤の1回投与量や総投与量の増加に伴い発症頻度が高まるものが多い．治療期間や併用薬，合併症なども，障害の出現時期や症状の程度に影響する．近年，支持療法の進歩により，高用量の化学療法が行われるようになったことや，神経毒性をもつ新たな抗がん剤の併用療法が実施されていることにより，神経障害の発現頻度は増加してきている[2]．一方で，抗がん剤の神経障害に対する有効な予防法や治療は確立されておらず，早期発見・早期対応が重要である．

　末梢神経障害を生じやすい薬剤として，白金製剤(シスプラチン，カルボプラチン，オキサリプラチン)，タキサン系(パクリタキセル，ドセタキセル)，ビンカアルカロイド製剤(ビンクリスチン，ビノレルビン)，プロテアソーム阻害剤(ボルテゾミブ)が知られている[3]．神経障害の発症機序としては，神経軸索の微小管損傷，神経軸索の変性・脱髄，神経細胞への直接傷害，葉酸代謝拮抗作用などが挙げられるが，不明な点も多い[2]．

　微小管は細胞骨格を形成するタンパクであり，チューブリンというタンパクが集まった管状構造を有する．微小管は細胞内のタンパクや細胞内小器官の輸送経路として機能しており，細胞分裂時の染色体移動に必要である．この微小管を阻害することで，細胞分裂を障害するのが微小管阻害薬であり，タキサン系薬剤やビンカアルカロイド系薬剤が含まれる．微小管を阻害することは，細胞分裂の阻害だけでなく，神経障害の原因にもなる．軸索の中にある微小管は軸索の発育や物質の輸送に関連している．微小管阻害

薬は，その副作用として神経軸索の働きを障害し，神経信号の伝達を阻害し，しびれや感覚障害や痛みなどの末梢神経障害をもたらす．白金製剤は，神経細胞を直接障害し，軸索障害をきたしていると考えられている．

化学療法による末梢神経障害は，現時点で有効な対策が少なく，治療終了後も永続的に続く場合も少なくない．症状が強い場合には，抗がん剤の中止や薬剤変更を要することもあり，早期に正確な評価を行うことが重要である．

2 治療開始前の評価

基礎疾患に糖尿病や遺伝性ニューロパチー，慢性アルコール中毒などの末梢神経障害をきたしやすい疾患や，腎・肝機能障害を合併している症例の場合には，末梢神経障害の重症化リスクが高まる可能性が示唆されている．よって薬剤の特性のみならず，神経障害に影響を与えうる患者要因についても把握しておくことが神経障害を評価するうえで重要である．がん診療における末梢神経障害の評価は，ほかの神経疾患（傍腫瘍性ニューロパチー，ギラン・バレー症候群，慢性炎症性脱髄性多発神経炎など）などを鑑別したうえで，患者からの問診と身体診察所見に基づいて実施する．知覚検査や腱反射，握力検査など，それぞれに対応した神経学的検査法は存在するが，これらは神経障害を早期予測したり，投与量の判断基準にする目的には用いない[4]．

3 治療中，治療後の症状の査定

化学療法による末梢神経障害により，減量・休薬・中止を判断する基準として，National Cancer Institute-Common Terminology Criteria for Adverse Events（NCI-CTCAE）がある（表 3-10）．これは患者から日常生活動作の制限を受けている範囲について調査し，その程度をグレード分類するものである．このグレード評価を行ううえで注意すべ

表 3-10 末梢神経障害の Grade 分類（CTCAE v4.0）

	Grade 1	Grade 2	Grade 3	Grade 4	Grade 5
末梢性運動ニューロパチー	症状がない；臨床所見または検査所見のみ；治療を要さない	中等度の症状がある；身の回り以外の日常生活動作の制限	高度の症状がある；身の回りの日常生活動作の制限；補助具を要する	生命を脅かす；緊急処置を要する	死亡
末梢性感覚ニューロパチー	症状がない；深部腱反射の低下または知覚異常	中等度の症状がある；身の回り以外の日常生活動作の制限	高度の症状がある；身の回りの日常生活動作の制限	生命を脅かす；緊急処置を要する	死亡

〔JCOG（日本臨床腫瘍研究グループ）：有害事象共通用語規準 v4.0 日本語訳 JCOG 版．p.41, JCOG, 2009〕

き点は，患者の主観的な表現で判断せざるを得ず，さらに聴取した医療者の解釈が加わることである．特に，医師は神経障害の評価を過小評価する傾向にあることが指摘されているので，グレードが低くても患者は不快な体験を経験していることが多く，発症早期から適切なケアを要する場合があることに留意すべきである[4]．

臨床試験における神経障害に関連する QOL 評価スケールとして，Functional Assessment of Cancer Therapy/Gynecologic Oncology Group-Neurotoxicity（FACT/GOG-Ntx）Questionnaire がある[5]．これは患者が質問表に記入回答するもので，NCI-CTCAE は医療者の主観的な評価であるのに対し，FACT/GOG-Ntx Questionnaire は患者の主観に基づく評価を行いやすいという特徴がある．

文 献

引用文献

1) Mols F, Beijers T, Vreugdenhil G, et al：Chemotherapy-induced peripheral neuropathy and its association with quality of life：a systematic review. Supportive Care in Cancer 22(8)：2261-2269, 2014.
2) 澤田武志，佐々木栄作：神経障害．岡元るみ子，佐々木常雄（編）：がん化学療法副作用対策ハンドブック—副作用の予防・治療から，抗がん剤の減量・休薬の基準，外来での注意点まで．pp.90-94，羊土社，2010.
3) Loprinzi LC：Prevention and treatment of chemotherapy-induced peripheral neuropathy. UpToDate, 2015.
4) 荒川和彦，鳥越一宏，葛巻直子，ほか：抗がん剤による末梢神経障害の特徴とその作用機序．日本緩和医療薬学雑誌 4(1)：1-13，2011.
5) Functional Assessment of Chronic Illness Therapy(FACIT)：FACT & GOG-Ntx：For patients with Neurotoxicity. 2007. http://www.facit.org/FACITOrg/Questionnaires(2015 年 12 月 9 日アクセス)

参考文献

1) Sul JK, Deangelis LM：Neurologic complications of cancer chemotherapy. Seminars in Oncology 33(3)：324-332, 2006.
2) Weiss RB：Neurotoxicity. DeVita VT, Rosenberg SA, Hellman S(eds)：Cancer：Principles and Practice of Oncology(7 th ed). pp.2603-2607, Lippincott Williams & Wilkins, Baltimore, 2004.

（喜多 久美子）

4 症状の悪化予防と事故の予防のためのリハビリテーションの指導

前述のように，化学療法による末梢神経障害は，現時点では有効な対策が少なく，治療終了後も永続的に続く場合も少なくないことから，生活上の困難を抱えた人々が身体・心理・社会的機能を最大限に活かしながら自分らしく生きていくための支援，がんリハビリが欠かせない．看護師の重要な役割は，①患者が生活上の困難とうまく付き合っていくことを目指したセルフケア支援，②患者の不安への対応，③患者のニーズに即したリハビリ計画の実施である．

1 セルフケア支援

アセスメントのポイント

■ 抗がん薬による末梢神経障害の特徴の把握

末梢神経障害は，抗がん薬によって現れ方が異なるため，発生機序や具体的な症状の現れ方など，薬剤ごとの特徴について理解を深める必要がある．特徴を把握することにより，症状を早期にとらえ，すみやかな対応と症状の緩和につなげることができる．

■ 患者ごとの総合的なアセスメント

患者ごとの総合的なアセスメントが重要である（表3-11）．末梢神経障害が日常生活に及ぼす影響とその大きさは，治療開始前の身体機能とセルフケア能力，生活背景とそのなかで患者が担う役割，価値観によって異なる．そのため，治療開始前から患者の全体像を把握し，アセスメントしていく．また，がん患者の神経障害をアセスメントする際には，神経症状が脳など中枢神経への転移，骨転移などによって生じることもあるため，鑑別のためのアセスメントも必要となる．そのほかにも，併用薬や糖尿病の合併（糖尿病性末梢神経障害）などによって神経症状を呈することもあるため，薬物による有害反応以外の影響要因の有無も確認する．

治療開始前からの症状の早期発見・対応に向けた教育

患者が症状の徴候を早期に発見でき，生活上の困難とうまく付き合っていくことができるように，治療開始前から患者のセルフケア能力の維持・強化に向けて教育的にかかわる．

■ 末梢神経障害に関する知識を提供する

いったん出現したしびれは回復に時間を要するため，早期に徴候を発見・対応することが求められる．そのため，患者が症状を報告するための教育は非常に重要であり，患者が末梢神経障害に対する知識が不十分なまま治療を開始・継続することがないようにすべきである．看護師は，使用予定の抗がん薬がもたらす末梢神経障害の特徴と発現しやすい時期について患者が理解できるように情報を提供する．また，一緒に生活する家

表 3-11 アセスメントのポイント

- 患者が使用する薬剤に特徴的な末梢神経症状はどのようなものか
- 患者ごとの総合的アセスメント
  全身状態（がん，基礎疾患の有無，運動機能と感覚機能の状態など）
  患者の準備状態（治療に対する理解度，価値観，心理状態など）
  セルフケア能力
  家庭・社会での役割
  家族状況などの支援体制
- 薬物による有害反応以外の影響要因*の把握

＊糖尿病の既往歴，関節炎またはほかの結合組織疾患，末梢血管疾患，慢性的な飲酒，化学物質への曝露歴，神経毒性のある化学療法（タキサン系，ビンカアルカロイド系，プラチナ化合物）の前治療歴など．

族にも，事前に神経障害に対する知識を提供しておくことは，患者が体験するであろう日常生活上の困難に対する理解を深めるきっかけとなり，状況に応じたサポートも得られやすくなる．

■患者のセルフモニタリングを促す

末梢神経障害は主観的症状であることから，患者にはその体験や生活への影響を積極的に語ってもらう必要がある．そのために看護師は，正確に症状を報告する重要性を患者に伝え，積極的に患者の自覚症状を確認する．また，治療開始前の患者にとって末梢神経障害の感覚は想像しにくいものであることを念頭に置き，定期的に患者の自覚症状と生活状況を確認し，介入の機会を多くもつようにする．「しびれによって日常生活の中で不便になっていることはありませんか．それは具体的にどのようなことですか」と問いかけ，障害されている部位とその感覚が日常生活にどのような影響を及ぼしているかを患者が詳細に伝えることができるように導くとよい．

さらに，事前に治療の中止・減量の目安についても情報提供しておき，症状が進行して"お箸がうまく使えなくなった""字が書きづらい""ボタンがかけにくい"といった日常生活動作の制限が出てきた場合には，すみやかに医師に報告すると早期対応が可能となることを伝えておくのも重要である．

■日常生活上で注意すべき点を情報提供する

末梢神経障害の代表的な症状は，四肢末端のしびれ感や知覚性運動失調，振動覚の低下，深部腱反射の低下，進行すると筋力の低下などであり，これらによって患者は日常生活を送るうえでさまざまな困難を抱えるようになる．患者はそれまで行えていた日常生活が不自由になり，事故を起こしやすくなる．特に，患者が高齢である場合には，加齢による身体・感覚機能の低下した状態があることを前提としてかかわる．

看護師は，末梢神経障害による機能・感覚機能の低下がセルフケアにどのように影響しているかを把握し，患者が日常生活動作に潜む危険に気づけるように，そして，生活を安全に行うための調整・工夫について考え，生活状況に応じた方法を選択し，実践できるようにサポートすることが重要となる．しびれが重篤化し，ケアに難渋する場合には，患者が安全に身辺動作や家事動作を行えるようになるための指導が受けられるように作業療法士などの専門家への橋渡しを行うことも大切である．

セルフケア方法を指導するうえでは，同じように化学療法によって末梢神経障害を体験した患者の対処方法（**表3-12**）は大いに参考になる．これらをパンフレットなどの視覚教材にして患者に渡せば，患者が自宅で繰り返し見ることができ，説明の場に同席できなかった家族・友人への情報伝達の機会にもつながる．

症状への対応

■自助具の紹介と専門家への橋渡し

患者の機能障害の程度，セルフケア能力を見極め，動作の困難を補うための道具（自助具）を紹介することは，患者の自立を助け，社会とのつながりを保つことにつながる（**図3-5**）．特に，末梢神経障害のある患者は移動能力が障害を受けやすいため，歩行時のバランス保持，痛みの緩和という点で杖や歩行器が助けになる．杖や歩行器は介護用

末梢神経障害のあるがん患者のリハビリテーション　135

表 3-12 化学療法による末梢神経障害を体験した患者の対処方法

転倒しないための注意	階段や起伏の変化があるところを歩く際には、手すりを使う
	鈍った足の感覚を補うために視覚を補助的に使用する（足元を確認しながら歩く）
	小さな敷物を取り外す
	通路で足元に散らかっているものを片付ける
	踏み台やはしごは使わない
	重いものは持たない
	シャワーマットやトイレマットは滑り止めがついているものにする
	足取りが不安定な場合には杖や歩行器を使う
	自分の足にぴったり合った靴を履く
	ヒールのついている靴や履きなれないスリッパは履かない
熱傷を予防するための注意	湯沸し器の設定温度を下げる
	浴槽の湯の温度は温度計を用いてはかる
	手や足に傷や水ぶくれがないかを毎日点検する
切り傷予防	爪切りをする際には、深爪に注意する
	爪切りは使わず、やすりを使う
	カット野菜を購入し、包丁を使う機会を減らす
	ピーラーや安全機能付きカッターを利用する

品売り場以外でも販売しており、手に入れやすいが、患者の身体機能・用途にあった安全なものを使用しなければならない。選択する際には、患者が理学療法士などの専門家に相談できるよう橋渡しをすることも重要である。

患者が自分に合った症状緩和法をみつける

末梢神経障害の不快な症状として、四肢末端の知覚鈍麻やしびれ、寒冷刺激によるビリッとした痛みなどの感覚異常がある。これらの症状緩和の具体的方法として、マッサージ、温罨法、手や足関節の屈伸運動などがあり、これらが循環を促し、心身の緊張が緩和されることで苦痛緩和が期待される。ただし、効果には個人差があり、誰に対しても有効なわけではない。患者が自分にあった苦痛緩和の方法がみつけられた場合には一緒に喜び、継続を支持していく。

2 患者の不安への対応

患者が障害とうまく付き合っていけるように、精神面の支援も重要である。症状が出現し、生活に多くの影響が現れてくると、がん治療の中断・治療方法の変更を余儀なくされることから、意思決定を支える支援が求められる。

また、担っている役割が多い患者ほど、苦悩を抱えながら過ごしていることがあるた

〈杖の種類と特徴〉
- T字杖：屋内外で使用可能．
- 多点杖：杖を3～4本の足で支えるので安定している．
歩行器までは要らないがT字杖では頼りないときにお勧め．

(屋内向き)
- ロフストランドクラッチ：杖の上部が握りの上まで伸びて，そこに前腕カフがついていて，腕を通して固定できる．
握りと前腕の2点で支えるので，手のしびれがあり，握力が十分にないとき有効．

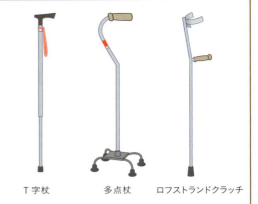

T字杖　　多点杖　　ロフストランドクラッチ

〈杖の長さの決め方〉
靴はいつも履いているものではかる．
腕を下ろした正しい立位姿勢で，杖を体側に垂直に立て，手首の骨が出ているところが握りの位置の目安．
歩行時，肘が約30度曲がる程度がよい．

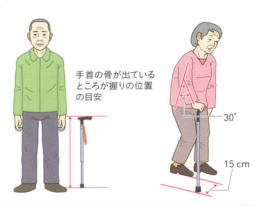

図 3-5 杖の選び方の例

め，患者の生活背景や担う役割，価値観に関心を寄せ，患者が家族や職場など周囲の人々につらさを伝えられること，いちばんよいと考える方法で役割の調整を図ることができるようにサポートする．

3 患者のニーズに即したリハビリテーション計画の実施

末梢神経障害のある患者の運動療法

末梢神経障害のある患者は移動能力が障害を受けやすい．身体活動の低下によって廃用症候群を引き起こさないように，治療早期から適度な運動療法に取り組むことは，その人らしい社会活動を維持することに役立つ．

■ **治療開始時からのリハビリテーション**（多職種チーム医療の実施）

近年，化学療法中・後にストレッチや筋力トレーニング，またそれらを組み合わせた運動療法を取り入れることは，その人の健康のレベルに応じた健康の回復・維持・増進と生活の質の維持・向上につながるため推奨されている．しかし，化学療法中・後は，末梢神経障害以外にも悪心・嘔吐や倦怠感，骨髄抑制などの有害事象が発生し，運動療

法に関心が向かない患者も多い．また，近年，標準治療が確立し，有害事象の管理も可能となっていることから，外来通院で化学療法を受ける患者も増えている．地域・施設間によって差もあるが，外来患者はリハビリの専門家からの支援が得られにくい場合もある．看護師は，医師や理学療法士などと連携し，患者が外来でもリハビリが開始・継続できるように，運動療法の効果と生活指導，自主トレーニング内容が書かれたパンフレットを使用し，情報提供できるとよい．そして，患者が意識して取り組んでいることを褒めてともに喜び，できていないときには患者の思いを確認しながら助言し，見守っていることをメッセージとして伝え，患者・家族が自らの取り組みの効果に関心が寄せられるようかかわり続けることが重要である．

■看護師として医師や理学療法士に報告すべき状況や患者の観察のポイント

外来化学療法中・後の患者のリハビリは，自宅での自主トレーニング以外にも，地域のスポーツセンターやリハビリ施設での運動などさまざまである．

末梢神経障害が出やすい治療を行う患者の運動療法では，患者自身が身体活動による転倒や外傷のリスクを減らし，安全面に細心の注意を払う必要がある．また，化学療法中・後は運動負荷によって増悪したり，運動実施に制限を与える有害事象も多く，運動療法の目標や内容の変更・修正が必要となる場合もあるため，多職種で円滑なコミュニケーションをとり，連携・協働しながら患者のリハビリをサポートする．

看護師は，患者の語りから具体的に末梢神経障害の徴候や症状，日常生活への影響を把握する．そして，CTCAE v4.0-JCOG（**表3-10**，p.132）や神経症状-感覚性毒性基準（DEB-NTC），ECOG Performance Status Scale 日本語版(p.7)，Karnofsy Performance Status Scale(KPS)(p.7)など客観的指標を用いて評価し，医師や理学療法士に報告する（**表3-13**）．また，予測される有害事象の内容と出現時期も把握し（**表3-9**，p.125），がん薬物療法の有害事象による患者の変化を報告する（**表3-14**）．末梢神経障害が進行し，持続すると，患者の心理的ストレスは大きくなり，運動への意欲も低下するため，患者の訴えに耳を傾け，患者の心理・精神状態を報告していくことも重要である．

■自宅でできるリハビリテーション

末梢神経障害が進行した場合には，身体活動や身体機能の低下を引き起こすなどの悪循環が生じやすいため，機能維持やADL低下の予防が目標となる．転倒や怪我がないよう細心の注意を払いながら，ウォーキングやストレッチ，お尻上げ運動，SLR（straight leg raising）などの筋力トレーニングが継続して行えるとよい（**図3-6**）．循環を改善するという目的で，手や足関節の屈伸運動も重要である．

表3-13 神経症状-感覚性毒性基準（DEB-NTC）

Grade 0	異常なし
Grade 1	末梢神経症状の発現
Grade 2	7日間以上続く末梢神経症状．ただし，機能障害はない
Grade 3	機能障害の発現

〔Debiopharm社：神経症状-感覚性毒性基準より〕

表 3-14 運動療法前・中に注意が必要な有害事象

有害事象	症状
過敏反応・インフュージョンリアクション	皮疹や発熱, 気管支けいれん, 浮腫
血管外漏出	点滴の穿刺部位付近の違和感や瘙痒感, 灼熱感, 圧迫感, 疼痛など 点滴の穿刺部位の発赤・腫脹
骨髄抑制	白血球減少:発熱 赤血球減少:ふらつき, めまい, 息切れ 血小板減少:皮下出血, 鼻出血などの出血傾向 【がん患者におけるリハビリテーションの中止基準】 ヘモグロビン 7.5 g/dL 以下, 血小板 20,000/μL 以下, 白血球 3,000/μL 以下*
心機能障害	バイタルサインの変化 尿量減少, 体重増加, 水分出納のアンバランス
腎機能障害	尿量減少, 体重増加, 水分出納のアンバランス
倦怠感	重度の倦怠感で運動の意欲の低下がある

*ただし, これらに該当する場合であっても運動療法が必要な場合もあり, 理学療法士と相談して実施する.

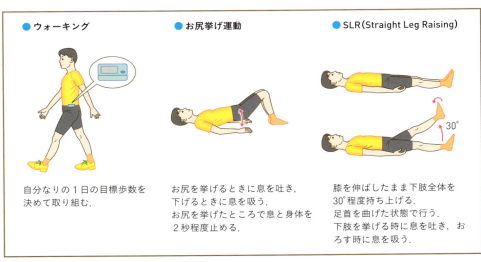

図 3-6 自宅でできるリハビリテーション

5 看護師による患者の評価

　先述のとおり, しびれの程度や範囲を観察し, 有害事象共通用語規準による評価(CTCAE v4.0-JCOG), ECOG performance status scale などを用いて, 客観的に評価することが重要である. また, 日常生活のなかでの身体活動(家事をする, 買い物に外出する, 階段をのぼる, レジャーを楽しむなど)が継続できているかどうかもがんリハビリテーションの重要な評価尺度となる.

参考文献

1) 日本リハビリテーション医学会 がんのリハビリテーションガイドライン策定委員会(編)：がんのリハビリテーションガイドライン．金原出版，2013.
2) 日本がんリハビリテーション研究会(編)：がんのリハビリテーションベストプラクティス．金原出版，2015.
3) 佐々木常雄，岡元るみ子(編)：新がん化学療法ベスト・プラクティス．照林社，2012.
4) 国立がんセンター中央病院看護部(編)：がん化学療法看護スキルアップテキスト—アセスメントと患者支援の総合力アップをめざして．南江堂，2009.
5) 武居明美，瀬山留加，石田順子，ほか：Oxaliplatin による末梢神経障害を体験したがん患者の生活における困難とその対処．The Kitakanto Medical Journal 61(2)：145-152，2011.
6) 三木幸代，雄西智恵美：オキサリプラチンによる末梢神経障害をもつ進行再発大腸がん患者の体験．日本がん看護学会誌 28(1)：21-29，2014.
7) 東京都福祉保健財団：福祉用具．http://www.fukunavi.or.jp/fukunavi/kiki/hukusikiki_menu.html(2015 年 12 月 9 日アクセス)

(坪井　香)

3 関節痛，こわばり感のある がん患者のリハビリテーション

1 症状を引き起こす要因

乳がん患者の関節痛

　日常診療において，乳がん患者が「関節の痛み」や「手のこわばり感」といった症状を訴えることは比較的多い．このいわゆる関節痛は，更年期から中高年の女性に多い症状の1つである．その原因としては種々の疾患が考えられ（**表3-15**），原因によっては整形外科などの専門医の診察を受ける必要が出てくる可能性もある．したがって，関節痛の原因を正しく評価することが重要である．

薬物療法に伴う関節痛の原因

アロマターゼ阻害薬

　乳がんの治療において，重要な役割を担う治療の1つにホルモン療法がある（**表3-16**）．ホルモン療法の対象となるのは，がん細胞が女性ホルモンによって増える患者で，乳がん患者の約7割を占める．この乳がんに対するホルモン療法のなかでも，閉経後のホルモン受容体陽性乳がん患者に対して用いられる「アロマターゼ阻害薬」（AI）は関節痛の副作用が多いことが知られている．このアロマターゼ阻害薬は，アンドロゲンをエストロゲンに転換するアロマターゼという酵素を抑制することで乳がんの増殖を抑える働きがある．しかし一方で，血液中のエストロゲン濃度が低下するため，関節痛を引き起こすと考えられている．ATAC試験とよばれる大規模な臨床試験では，アロ

表 3-15 　中高年女性の関節痛の主な原因

- 閉経（更年期障害）
- 変形性疾患
- 膠原病
- 椎間板ヘルニア
- 骨粗鬆症
- うつ病
- アロマターゼ阻害薬

表 3-16 代表的なホルモン療法の薬剤と主な副作用

薬剤	特徴的な副作用
アロマターゼ阻害薬 （非ステロイド性）	骨粗しょう症，関節症状（関節痛，関節のこわばり），脂質異常症など
アロマターゼ阻害薬 （ステロイド性）	骨粗しょう症，関節症状（関節痛，関節のこわばり），脂質異常症など
LHRH アゴニスト	ホットフラッシュ（ほてり，のぼせ），頭重感，関節のこわばり，骨塩量の減少，性欲減退
選択的エストロゲン 受容体モジュレーター	ホットフラッシュ，静脈血栓症，帯下増加，不正性器出血，卵巣腫大，中性脂肪増加，脂肪肝，肝機能障害，子宮体がん，子宮内膜増殖症など
選択的エストロゲン受容体 ダウンレギュレーター	ホットフラッシュ，関節痛，吐き気，注射部位の疼痛・感染など
メドロキシプロゲステロン 酢酸エステル	血栓症，肥満，糖尿病，高血圧，食欲増進など

マターゼ阻害薬を使用した患者の 36.5％が関節症状を訴えたという報告があり[1]，またオランダで行われたコホート研究では 74％の患者が関節症状を訴えたと報告されている[2]．これらの報告からもわかるように，アロマターゼ阻害薬によるホルモン療法を受けている患者の多くが何らかの関節症状に苦しんでいることが予想される．

黄体ホルモン放出ホルモン・アゴニスト（LHRH-agonist）

黄体ホルモン放出ホルモン・アゴニスト（LHRH-agonist）は，閉経前のホルモン受容性陽性乳がん患者に対して用いられる薬剤である．この薬剤は中枢神経系に作用して卵巣機能を抑えるので，血液中のエストロゲン濃度が低下する．そのため，月経が停止するとともに，関節のこわばりなどの症状をきたすことがある．

タキサン系抗がん薬

乳がん治療で用いられる主要な抗がん薬の 1 つであるタキサン系抗がん薬（パクリタキセルやドセタキセル）は，関節痛や筋肉痛を引き起こすことが知られている．ただし，これらの症状は抗がん薬の用量に依存して起こるため，症状が強くなってきた場合には投与量を減量するなど対策を行えば，関節痛などの症状は軽減する．

化学療法による卵巣機能障害

シクロホスファミドなどのアルキル化薬を使用する化学療法は，卵巣を直接傷つけることで卵巣機能を低下させる．その結果，一時的あるいは永続的に月経が停止してしまうことや，閉経年齢が早まる（早発閉経）ことが知られている．このような化学療法による卵巣機能障害に伴う 2 次的な副作用として関節症状が出現することもある．

2 治療開始前の評価

治療歴

　ホルモン療法などの薬物療法を受ける乳がん患者の多くが，事前に外科手術などの治療を受けている（**図 3-7**）．例えば，腋窩リンパ節郭清を伴う外科手術を行っている場合，その後遺症として，術側上肢・腋窩から前胸部にかけての痛みや可動域制限を経験する乳がん患者は少なくない．こういった症状が残存した状態で薬物療法を開始すると，その症状が増悪するリスクや新たな関節症状が出現するリスクが高くなることが予想される．さらに，ある先行研究では，ホルモン補充療法を受けたことのある人，乳がんのホルモン受容体が陽性である人，化学療法を受けたことのある人，肥満（BMI > 30 kg/m^2）の人で，関節痛が出現しやすいことが報告されている（**表 3-17**）[3]．したがって，この条件を満たす乳がん患者の場合には，より注意深く症状の観察を行っていく必要があると考えられる．

　薬物療法を開始する前の治療歴を把握し，それらに伴う副作用や後遺症が残存していないか，関節症状の出現するリスクが高い患者であるかどうかなどを事前に評価しておくことは，今後の関節症状に対する有用なケアを行ううえでとても重要である．

生活・運動習慣

　関節痛の症状は家事や作業活動，余暇活動に影響を及ぼすという報告[2]があるよう

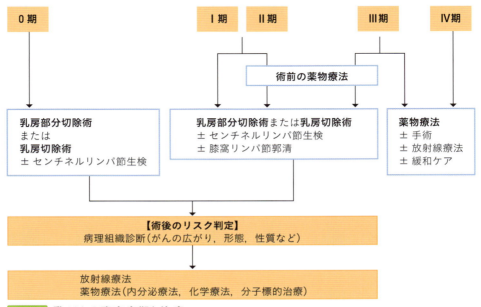

図 3-7　乳がんの臨床病期と治療

表 3-17 関節痛の出現しやすい症例

- ホルモン補充療法を受けたことがある
- 乳がんのホルモン受容体が陽性である
- 化学療法を受けたことのある人
- 肥満（BMI > 30 kg/m²）

〔Sestak I, Cuzick J, Sapunar F, et al：Risk factors for joint symptoms in patients enrolled in the ATAC trial：a retrospective, exploratory analysis. Lancet Oncology 9（9）：866-872, 2008 より〕

表 3-18 日本人に推奨できる科学的根拠に基づいたがん予防法

喫煙	たばこは吸わない 他人のたばこの煙をできるだけ避ける
飲酒	飲むなら，節度のある飲酒をする
食事	食事は偏らずバランスよくとる ● 塩蔵食品，食塩の摂取は最小限にする ● 野菜や果物不足にならない ● 飲食物を熱い状態でとらない
身体活動	日常生活を活動的に ● 歩行またはそれと同等以上の強度の身体活動を 1 日 60 分行う ● 息がはずみ汗をかく程度の運動は 1 週間に 60 分程度行う
体型	適正な範囲に ● 男性：BMI 21～27（kg/m²） ● 女性：BMI 21～25（kg/m²）
感染	肝炎ウイルス感染検査と適切な措置をする 機会があればピロリ菌検査をする

〔国立がん研究センターがん情報サービス：日本人のためのがん予防法—現状において推奨できる科学的根拠に基づくがん予防法より一部改変〕

に，乳がん患者の関節痛は QOL や身体活動量にさまざまな影響を及ぼすことが考えられる．したがって，治療前の生活・運動習慣に関する評価を行い，必要に応じて治療前から生活・運動指導を行うことも大切なサポートの 1 つとなる．特に身体活動量が低く，肥満傾向にある患者は，単に関節症状が出現しやすいだけでなく，乳がんの長期予後に影響を及ぼすという報告もあるため，早期から生活・運動習慣を見直していくなどの介入が望ましいと考えられる（**表 3-18**）[4]．治療中・治療後に可能な限りそれまでどおりの生活・運動習慣が送れるように，治療開始前からサポートする体制を整えておくことは非常に重要である．

3 治療中，治療後の症状の査定

関節痛の早期発見

一般に，健常人においても加齢とともに関節症状は出現しやすくなることや，抗がん

薬と比較するとホルモン療法は副作用が少ないと思っている患者が多いことから，関節症状が出現し始めても我慢し，悩んでいる患者は多いと予想される．そのため，治療前のオリエンテーションや治療中に定期的なアセスメントを行うことで，関節症状の出現を早期に発見することが重要である．「朝起きたときに関節のこわばりがないか」「ペットボトルの蓋を開けることができるか」「立ち座りの際に関節が痛くないか」などの簡単な質問を行うことも有効なスクリーニングの1つである．

治療中のアセスメントとフォローアップ

　治療開始後は，ほかの副作用症状のアセスメントと同様に経時的に症状の有無や程度を評価していくことが重要である．一般的に乳がん患者の薬物治療は，外来で長期間にわたって行われることが多いため，できるだけ簡易な方法で，かつ客観的な側面を含んだ評価を行っていく必要がある．例えば，関節リウマチ患者の関節症状の評価ツールである「modified HAQ（mHAQ）日本語版」（**表3-19**）は，有用な評価ツールの1つとなりうる．mHAQでは，①着衣，②起立，③食事，④歩行，⑤衛生，⑥伸展，⑦握力，⑧活動の8項目について設けられた質問について「何の困難もない（0点）」「いくらか困難である（1点）」「かなり困難である（2点）」「できない（3点）」の4段階で回答し，8項目の平均値を計算する[5]．この質問表からは，衣服の着脱や食事，歩行など，日常生活のさまざまな局面において患者がどのようなことに不自由を感じているかを把握できる．さらに，「Quick DASH」と呼ばれる簡易的な上肢機能評価表も有用な評価ツールの1つである（**表2-13**，p.54）[6]．

　また，関節症状の評価と合わせて，身体活動量の評価も行っていくことが大切である．中等度から重度の関節症状は身体活動量を制限するといわれており[7]，身体活動量の低下は廃用症候群を引き起こす．廃用症候群をきたした患者は，関節症状のさらなる悪化を招くことが予想されるため，できるだけ早期よりこの悪循環を断ち切ることが求められる．

　関節症状の重篤化や身体活動量の低下は，患者のQOLを大きく低下させるだけでなく，治療の中止につながる場合もある．したがって，治療中の関節症状や身体活動量の変化を経時的に評価し，必要なときにはできるだけ早期より治療・ケアを導入していくことが重要となる．

治療後のアセスメントとフォローアップ

　近年，乳がんの治療成績は向上し，5年生存率は90%近くまで達しており[8]，関節症状に限らず，治療に伴うさまざまな副作用や後遺症に対する治療後のフォローアップの必要性は非常に高い．治療後であっても，基本的なアセスメントは治療中と同様に行っていくとよく，関節症状だけでなくADLや身体活動量の評価を組み合わせて行っていくことが求められる．薬物療法に伴う関節症状の多くは治療が終われば軽快していくと一般的には考えられているが，主要な原因の1つであるアロマターゼ阻害薬の長期的な副作用についてはまだ十分に分かっていない．そのため，実際には注意深くフォロー

関節痛，こわばり感のあるがん患者のリハビリテーション　145

表 3-19 modified HAQ 日本語版

	何の困難もない (0点)	いくらか困難である (1点)	かなり困難である (2点)	できない (3点)
①着衣 靴ひも結び，ボタン掛けも含め自分で身支度ができますか				
②起立 就寝，起床の動作ができますか				
③食事 いっぱいに水が入っている茶碗やコップを口元まで運べますか				
④歩行 戸外で平坦な地面を歩けますか				
⑤衛生 体全体を洗い，タオルで拭くことができますか				
⑥伸展 腰を曲げて床にある衣類を拾い上げられますか				
⑦握力 蛇口の開閉ができますか				
⑧活動 車の乗り降りができますか				

得られた回答の平均値を計算して mHAQ 点数とする．
〔Pincus T, Summey JA, Soraci SA Jr, et al：Assessment of patient satisfaction in activities of daily living using a modified Stanford Health Assessment Questionnaire. Arthritis and Rheumatism 26(11)：1346-1353, 1983 より〕

アップしていくことが大切である．

　また，乳がん患者はほかのがん種と比べても治療成績がよく，長期予後が期待できるがゆえに，社会(職場)復帰を強く意識したフォローアップも必要であり，単なる症状の改善だけではなく，それらを社会復帰へと結びつけられるような介入が望ましい．治療中に関節痛などが強く出現していた患者や治療後数か月が経過しても関節症状が残存しているような患者には，社会復帰をみすえてできるだけ早期よりリハビリなどの介入を開始する，などである．比較的症状の軽い患者の場合でも，治療後の症状の経過を見ながら生活指導を行っていくことは，とても重要なフォローアップの1つである．

　乳がん患者は治療後の経過が長い場合が多いため，症状を自分で管理するセルフマネジメントの能力が必要となってくる．したがって，医療者が適切にアセスメントし，フォローアップしていくことは当然重要であるが，同時に患者自身がセルフマネジメントできるようにサポートしていくことも大切となってくる．

引用文献

1) Howell A, Cuzick J, Baum M, et al：Results of the ATAC（Arimidex, Tamoxifen, Alone or in Combination）trial after completion of 5 years' adjuvant treatment for breast cancer. Lancet 365（9453）：60-62, 2005.
2) Boonstra A, van Zadelhoff J, Timmer-Bonte A, et al：Arthralgia during aromatase inhibitor treatment in early breast cancer patients：prevalence, impact, and recognition by healthcare providers. Cancer Nursing 36（1）：52-59, 2013.
3) Sestak I, Cuzick J, Sapunar F, et al：Risk factors for joint symptoms in patients enrolled in the ATAC trial：a retrospective, exploratory analysis. Lancet Oncology 9（9）：866-872, 2008.
4) 国立がん研究センターがん情報サービス：日本人のためのがん予防法―現状において推奨できる科学的根拠に基づくがん予防法.
5) Pincus T, Summey JA, Soraci SA Jr, et al：Assessment of patient satisfaction in activities of daily living using a modified Stanford Health Assessment Questionnaire. Arthritis and Rheumatism 26（11）：1346-1353, 1983.
6) LeBlanc M, Stineman M, DeMichele A, et al：Validation of QuickDASH outcome measure in breast cancer survivors for upper extremity disability. Archives of Physical Medicine and Rehabilitation 95（3）：493-498, 2014.
7) Khan QJ, O'Dea AP, Sharma P：Musculoskeletal adverse events associated with adjuvant aromatase inhibitors. Journal of Oncology 2010 pii：Article ID 654348, 2010.
8) 日本乳癌学会（編）：科学的根拠に基づく乳癌診療ガイドライン2 疫学・診断編. p.7, 金原出版, 2015.

（立松 典篤）

4 症状の悪化予防，症状緩和のためのリハビリテーションの指導

関節痛，こわばり感の特徴

　ホルモン療法などの治療の副作用症状としても関節痛が生じる．関節痛，こわばり感といった症状は更年期の女性，中高年の女性に多い症状の1つである．関節リウマチのような病に伴う関節痛の場合もある．ホルモン療法では，服薬を開始して1か月以内に関節痛などの症状が生じる者もいれば，服薬開始2〜3年後に症状が出現することもある．副作用の出現時期や程度には個人差が大きく，更年期症状との区別もつきにくい．これらのことからホルモン療法開始前には，患者に対してこのような症状の特徴なども含めた説明を行い，その後，患者が自身の身体の変調に関心を向けてセルフモニタリングしていくことが看護師の役割として不可欠となる．

　本項では以下，主にアロマターゼ阻害薬に関する関節痛について取りあげる．**表3-20** はアロマターゼ阻害薬に関連した関節痛の定義である[1]．患者に指導するために参考にしたい．

| 表 3-20 | アロマターゼ阻害薬に関連した関節痛の定義 |

大基準
- 現在，AI 療法を受けている/現在，AI 治療中
- AI 療法を開始してから関節痛が発症あるいは悪化した/AI 療法開始後の関節痛の発症あるいは悪化
- AI 療法中止から 2 週間以内に関節痛が改善あるいは消失した/AI 療法中止 2 週間以内の関節痛の改善あるいは消失
- AI 療法を再開したら関節痛が再発した/AI 療法再開による関節痛の再発

小基準
- 対称性関節痛
- 手および/または手首の痛み
- 手根管症候群
- 握力の減弱
- 朝のこわばり
- 活動または運動時に関節の違和感(不快感)の改善

〔Niravath P：Aromatase inhibitor-induced arthralgia：a review. Annals of Oncology 24(6)：1443-1449，2013 より〕

症状悪化予防，症状緩和のためのリハビリテーション(エクササイズ)の指導

　関節痛，こわばり感のために思うように関節を動かせない(動かさない)状態が続くと，関節のまわりの筋肉や腱などの機能が衰えてくる可能性がある．このような問題の対策，関節痛の症状緩和のためのリハビリとしてエクササイズが推奨されている[1, 2]．ただし，炎症が強い場合，関節を無理に動かすと，かえって症状を悪化させる可能性もある．ホルモン療法は何年も長期的に継続するため，適切なリハビリを生活に取り入れていくことがその人にとっての QOL を高めることになる．

　看護師は，患者の関節痛やこわばり感の症状悪化の予防，症状緩和のために適宜，医師や理学療法士と協働すること，また患者に対しては無理せず，楽しく，少しずつ症状緩和のためのリハビリを継続できるよう支援する役割がある．

観察ポイント

　患者が日常生活において過剰に心配しすぎることなく，適度に観察し，症状に応じて行動を整えられるようにすることが重要である．日常生活のなかで行う，関節痛やこわばり感の症状に対するセルフモニタリングも不可欠である．

　セルフモニタリングとして痛みの強さ，こわばり感，ばね指などの症状がいつから，どこに出ているか，どのような痛みや違和感があるか，症状に日内変動があるのかを観察するように指導する．また，日常生活動作において不自由なこと，活動範囲の変化などを自分で把握するように伝える．加えて，その症状に対して，どのように工夫したり対処すると症状が和らいだり，改善するのかということについても観察するように指導する．

医師に報告すべき状況

　関節痛やこわばり感による日常生活への支障が大きい場合には，看護師や医師に報告するように患者を指導し，報告を受けた看護師は観察，アセスメントに基づいて医師と

患者と相談する．また，ばね指の症状があるとき，痛みが増強しているとき，あるいは腫脹があるときはリハビリを一旦中止し，医療者に報告するよう指導し，看護師は症状や徴候を観察し，医師と相談する必要がある．一方，症状の増強を原因に服薬を中断，休薬する可能性もある．患者のニーズや服薬状況を確認したうえで，医師と薬の調整などの相談を行う．

自宅でできるリハビリテーション

肥満はホルモン療法に伴う関節痛のリスク要因であり[2]，リハビリとしてシンプルなエクササイズは関節痛の症状を和らげるといわれている[2]．そのため，エクササイズなどの身体活動による肥満予防，体重コントロールは関節痛の緩和につながるだろう．以下に，時期による指導について述べる．

■ ホルモン療法開始前の指導

治療開始前にホルモン療法の副作用について説明し，ウォーキングなど日常的に継続できるエクササイズの導入，継続を指導することが有用である[1~3]．

1日を快適に過ごすためにも，これまで行っていた運動，エクササイズの習慣を生かし，継続することが大切である．そのために，ウォーキング，ヨガ，ストレッチ，エアロビクスなど自分の嗜好に合ったエクササイズを取り入れ，強弱を調整したり，負荷をかける部位を調整していくなどの工夫を患者に助言する必要がある．

■ 関節痛出現時

起床時のこわばり感，関節痛が強い場合は，起床時に手指や足関節など症状のある部位を重点的にほぐすためのストレッチを取り入れるとよい．個々人で自分の身体と相談しながらコツをつかみ，経験的に手指・足指の関節のストレッチや朝，起床後の起き上がる方法を見つけ，継続している患者もいる．ゆっくり，無理なく，心地よいストレッチを自分で探してもらうことが効果的である．炎症がない場合には，安静にするよりも運動を取り入れて動かすことが大事である．

運動習慣がない人にとっては，特にエクササイズの実施が症状緩和に有用であるといわれる．アロマターゼ阻害薬(AI)を服用する乳がん女性に生じた関節痛に対して，エクササイズが症状改善をもたらすかというランダム化比較試験の報告がある[3]．このエクササイズは1週間あたり150分のエアロビクスおよび週2回の管理された筋力トレーニングを約1年間続けるという運動プログラムである(表3-21)．その結果，これまでに運動の習慣のなかった乳がん患者はエクササイズのプログラムによって関節痛が有意に減少したと報告している．一方，この研究では，筋力トレーニング・セッションへの参加を増やす，エアロビクス・エクササイズの時間を増やす，最大酸素摂取を増やす，あるいは1回あたりの最大反復を増やすことは関節痛の改善につながらなかったとも報告している[3]．

したがって，患者に対して，これまでの運動習慣や日常の活動量を把握し，適度に楽しめるエクササイズを提案することは関節痛の改善の可能性をもたらす．患者にとっては治療を継続しながら運動を通してより健康的に楽しみを得ることにつながる．

表 3-21 エクササイズの介入例

期間：1 年間
方法：地域のヘルス・クラブにおける週 2 回の筋力トレーニング・プログラム（American College of Sports Medicine 認定がんエクササイズ・トレーナーの指導下）と自宅での週 150 分のエアロビクス・エクササイズの組み合わせ．

- エアロビクス・エクササイズは，主に早歩き（トレッドミルあるいは戸外）で構成した．
- 最大心拍数の 50％（最大酸素摂取テスト VO$_2$ max testing から決定）でスタートし，最初の 1 か月間で 60〜80％へ上げていく．
6 つのエクササイズ（すなわち，ベンチ・プレス，広背筋プルダウン，シーテッドロー（seated row），レッグプレス（leg press），レッグエクステンション（leg extension），レッグ・カール）で構成された筋力トレーニング・プロトコルは，反復 8〜12 回を 3 セット行った．
- 参加者は，最初の 1 か月で，各エクササイズ 3 セットまで向上した．
- 参加者が各セットで同じ重さを 12 回上げるというセッションを 2 回継続したら，重さを最小単位で増加した．

〔Irwin ML, Cartmel B, Gross CP, et al：Randomized exercise trial of aromatase inhibitor-induced arthralgia in breast cancer survivors. Journal of Clinical Oncology 33（10）：1104-1111, 2015 より〕

5 看護師による患者の評価

服薬アドヒアランスの評価

　ホルモン療法を適切に継続するためには，患者自身による服薬管理が不可欠である．治療効果を最大限に引き出し，副作用を最小限に抑えるためには過量服薬，過少服薬の有無などの状況を観察し，服薬に影響する要因を個別的に評価し，ニーズに応じた支援が必要である．ホルモン療法に伴う副作用症状が日常生活に影響をもたらすようになると，治療の中断につながる可能性もある．また，がんに対する治療として重要な薬だと理解していても，それ以上に服薬への苦痛が大きくなることもある．適切な服薬継続を支援するためにも，関節痛など主観的な症状の苦痛や日常生活の支障の程度を評価する必要がある．

症状の評価

　外来通院時には，患者の症状の変化を評価する．その際，その人にとってどのようなことが日常生活の支障になっているのか，個別的な生活をとらえて評価すべきである．
　日常生活に影響が大きい場合は医師に情報提供し，非薬物療法だけでなく，薬物療法を検討する必要もある[1]．**図 3-8** に示したように，アロマターゼ阻害薬に関連した関節痛のマネジメントが提案されている[1]．関節痛の程度によって，ホルモン療法の薬剤の変更を考慮する必要があるため，患者が自分の症状を診察時に報告できるように指導することや，あるいは看護師が代弁者として医師に報告するなどの役割を担うことも大切である．

150　第 3 章／がん薬物療法に伴う症状のがんリハビリテーション

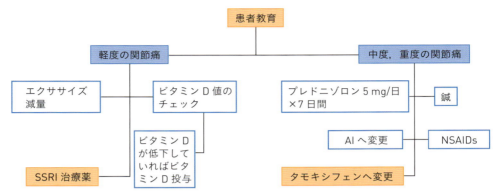

図 3-8 アロマターゼ阻害薬に関連した関節痛に対するマネジメントのアルゴリズムの提案
医師の指示の下に行うこと．
(Niravath P：Aromatase inhibitor-induced arthralgia：a review. Annals of Oncology 24(6)：1443-1449, 2013 より一部改変)

　ホルモン療法に伴う関節痛やこわばり感は，生命に直結しない症状であり，また更年期にも生じる症状であるため，主治医に伝えたとしても原疾患の治療が優先され，症状の対処は後回しにされることも少なくない．一方，患者にとっては日常生活に影響する重大な症状でもある．看護師は長期間にわたるホルモン療法を患者が完遂できるように，そしてその間のQOLを低下させることがないように，エクササイズなどのリハビリを患者と相談して，取り入れていくことを支援することが大切な役割である．

文 献

引用文献

1) Niravath P：Aromatase inhibitor-induced arthralgia：a review. Annals of Oncology 24(6)：1443-1449, 2013.
2) Nyrop KA, Callahan LF, Rini C, et al：Adaptation of an Evidence-Based Arthritis Program for Breast Cancer Survivors on Aromatase Inhibitor Therapy Who Experience Joint Pain. Preventing Chronic Disease 12：E91, 2015.
3) Irwin ML, Cartmel B, Gross CP, et al：Randomized exercise trial of aromatase inhibitor-induced arthralgia in breast cancer survivors. Journal of Clinical Oncology 33(10)：1104-1111, 2015.

参考文献

1) Cantarero-Villanueva I, Fernández-Lao C, Caro-Morán E, et al：Aquatic exercise in a chest-high pool for hormone therapy-induced arthralgia in breast cancer survivors：a pragmatic controlled trial. Clinical Rehabilitation 27(2)：123-132, 2013.

（矢ヶ崎　香）

第 **4** 章

多職種チームで行う
がんリハビリ
テーション

1 連携の実際とポイント
看護師の視点から

1 がん患者のリハビリテーションにおける多職種チーム医療と看護師の役割

　がん医療の進歩に伴い，がん罹患後の生存期間は延長している．がん患者の QOL の向上を目指して，緩和ケアとともにリハビリテーション（以下，リハビリ）のニーズや必要性は高まり，2010 年度の診療報酬改定において「がん患者リハビリテーション料」が新設された．

　がんのリハビリにおいては，多職種チーム医療が重要である．しかし，多職種での協働は，多職種の専門性が異なるがゆえに，チームとしてのアプローチの方向性が定まらないこともある．

　そこで，本項では多職種チームで行うがんリハビリにおける連携の実際とポイントについて，看護師の視点から述べる．

多職種チーム医療とは

　がんの転移や再発など病状の経過が複雑なことがあり，集学的治療が進められるといった背景から，がんのリハビリでは多職種が協働してかかわっていくことが多い．

　チーム医療とは，「医療に従事する多種多様な医療スタッフが，各々の高い専門性を前提に，目的と情報を共有し，業務を分担しつつも互いに連携・補完し合い，患者の状況に的確に対応した医療を提供すること」と定義されている[1,2]．一般的に，チームのなかでの看護師の役割として，「医療チームの方針と患者の日常生活支援とをつなぐ役割」「必要な職種にタイムリーに働きかけ連携を推進する役割」「患者・家族の状況について情報共有を推進する役割」「ケアのアドバイザー」などが挙げられる[3]．

がん患者のリハビリテーションにおける多職種チーム医療

　静岡がんセンターでは，リハビリテーション科と各診療科が連携しながら，手術療法や化学療法，放射線療法の開始前から，機能評価に沿ったリハビリが展開されている．例えば，手術療法に関しては機能障害を最小限に抑えるために術前から行う早期リハビリ，化学療法や放射線療法では治療中や治療後の活動性の維持や向上を目的としたリハビリ，血液がんでは造血幹細胞移植前後のリハビリプログラム，緩和ケアにおいては患

者のニーズや全身状態を考慮したリハビリといったように，その内容は多岐にわたる．

がんのリハビリにかかわる多職種チームの構成メンバーは，担当医師，病棟看護師，リハビリテーション科専門医師，理学療法士(PT)，作業療法士(OT)，言語聴覚士(ST)，義肢装具士，薬剤師，栄養士，歯科衛生士，臨床心理士，在宅支援看護師，医療ソーシャルワーカー，緩和ケアチーム，NST，CL(コンサルテーション・リエゾン)チームなどである．個々の患者・家族のニーズに合わせたメンバーによって，患者・家族を中心としたチームが形成される．それぞれの専門性から患者を評価し，チーム全体で目標を設定・共有し，ケアを提供している(図4-1)．

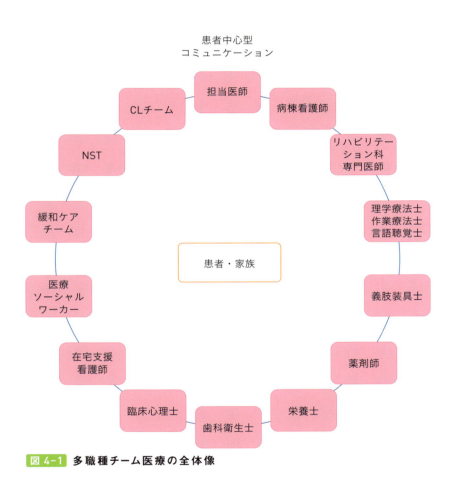

図4-1 多職種チーム医療の全体像

連携の実際とポイント　看護師の視点から

2 事例にみる多職種チーム医療と看護の実際

1 甲状腺がん骨転移により放射線療法を受けるAさんの事例

事例

Aさん，65歳の女性

5か月ほど前に左下肢痛が出現し，徐々に疼痛が悪化したため受診した．生検の結果，甲状腺濾胞がん骨転移と診断され，放射線療法目的で入院となった．

整形外科の担当医から，がんの骨転移と診断され，原発巣は甲状腺がんが最も疑わしく，今後，頭頸科の医師に診察してもらい治療方針を決めていく必要があるが，病変のある第5腰椎が圧潰しているため，まずは骨転移に対する放射線療法が必要であること，同時に，安静治療の必要性，コルセットによる装具療法，骨修飾薬による治療を並行して行っていくことを説明された．Aさんは，「こんなに悪いとは思わなかった．骨に放射線を当てても甲状腺のがんは治るわけではない．今はこの治療が必要だというのはわかっているけど，この先どうなってしまうのか」と涙を流しながら不安を口にする場面がみられた．

入院後すぐにリハビリも導入されたが，運動時の左下肢痛の増強，拒否的な言動や消極的な姿勢がみられて，効果的なリハビリが行えない状況であった．

看護実践

■リハビリテーションに向けた心の準備を支援する

がんのリハビリは患者の心身のあり様による影響を大きく受ける．患者が，疾患や自身の現状についてどのようにとらえて，どのように理解しているのか，まずは，患者の気持ちに耳を傾け，思いを受けとめていくことが重要である．患者の病気の受けとめや心理状態，リハビリに対する準備性や意欲などをアセスメントしたうえでかかわっていく必要がある．

Aさんの場合，先行きの見えない将来に対する不安や不確かさ，その後のQOLに影響する骨転移の治療が先行され，原発巣への治療が開始されていないことに対する焦燥感などといった心理的反応が働き，現状を肯定的にとらえられず，さらにはリハビリの拒否につながっていることが考えられた．Aさんの思いを受けとめ，現状のなかでいまできることにAさんの気持ちが向いてきたところで，Aさんにとってのリハビリの目的や意味について共有し，動機づけできるようにかかわった．

個々の患者にとってのリハビリの意味づけやリハビリに対する気持ちを理解するために，患者のがんの病期や闘病プロセスのなかでのリハビリの目的を理解することも重要である（**図1-2**，p.5）．

■症状マネジメントによりリハビリテーションを促進する

がん患者の場合，がん性疼痛をはじめとしたさまざまな苦痛症状を有している場合が多い．骨転移をきたしていると，多くの場合，疼痛に対する治療が必要である．安静時

156　第4章／多職種チームで行うがんリハビリテーション

はもちろん運動時に激しい疼痛を訴えてリハビリの阻害要因となる場合には，非ステロイド性抗炎症薬や麻薬性鎮痛薬などの使用によって，疼痛コントロールをはかることが必要である．リハビリ前後の疼痛の変化を評価し，担当医や緩和ケアチームとともにリハビリ前の予防的レスキュー薬の使用について検討することも有用である．

Aさんは，リハビリによる運動時の突出痛が出現していたため，リハビリの1時間前に予防的にレスキュー薬を使用できるように連携を調整し，疼痛緩和をはかった．

疼痛コントロールにあたって，疼痛の評価，治療とリハビリに関して多職種チームで共通認識をもち，患者への説明が行われることも重要である．リハビリを行うことの意義，運動によって疼痛が増強したときに対応できる体制が整っていること，それを多職種チームで検討し共有していることなどを十分に患者に説明することによって，患者の疼痛に対する不安が軽減されることがある．

■ 看護師が行えるリハビリテーションを実施する

がん患者の状態は常に変化しやすいので，効果的にリハビリを進めるためには，リハビリ室でスタッフが行うだけでなく，患者のタイミングに合わせて，ベッドサイドやADLのなかに取り入れていくことも有用である．あらかじめ，リハビリ計画に沿って，看護師が行えるリハビリの内容と方法，注意すべき点や禁忌などを確認しておくことが重要である．

例えば入院が必要な脊椎転移の患者の場合，多くは疼痛と神経障害を発症している．放射線照射を行っている間は安静とし，症状や画像所見によって，「絶対安静から軽度のギャッジアップ許可」「食事とトイレは座位まで可」といったように，医師から安静度を指示される．そのような際，安静にしている間のリハビリとして，下肢血栓予防と廃用性筋萎縮予防を目的に，足関節運動，大腿四頭筋のセッティングや下肢伸展挙上運動などを行うことがある．

Aさんもベッド上での上記のリハビリを指導されていたため，リハビリへの意欲を保持できるように声かけし，時に看護師が一緒に行いながら，正しい方法で確実に実施できるようにかかわった．週末には，病棟で補助具を使用した歩行練習を看護師の介助で行った．

看護師が行うリハビリでは看護チーム全体で内容を統一してかかわれるように情報を共有しておく必要がある．患者の自主リハビリの実施状況などを担当医やリハビリスタッフにフィードバックしていきながら，効果的なリハビリが行えるように内容や方法を多職種で検討していくことも重要である．

2 脳腫瘍により術後の放射線併用化学療法を受けるBさんの事例

事例

Bさん，60歳の女性，65歳の夫との2人暮らし

1か月前にけいれん発作が出現，脳腫瘍が疑われて，入院となった．脳腫瘍と診断され，開頭腫瘍摘出術が行われたが，後遺症として軽度の麻痺と高次脳機能障害が出現し，ADLに介助が必要な状態となった．

連携の実際とポイント　看護師の視点から　157

術後の病理診断の結果，悪性グリオーマと診断され，術後療法として放射線併用化学療法が開始された．同時に術後のリハビリが行われた．

入院を必要とする治療が終盤に入ると，Bさんからは「家には帰りたいけど，家族に迷惑をかけるのではないかと心配」，夫からは「こんな状態で，本当に自宅で看られるのだろうか」と在宅療養に対する不安が聞かれるようになった．

看護実践

■ QOL 改善につながる残存機能を最大限に活かした ADL を工夫する

　がん患者・家族が希望する過ごし方を叶え，QOL 改善のために，在宅療養を目指す場合，移動能力の獲得が最大の課題となる．患者の起き上がり動作，座位バランス，立ち上がり動作，立位バランス，移乗動作，歩行といった基本動作のあり様が大きく影響する．患者の ADL の状況を細やかにアセスメントし，QOL 改善につながる，現実的かつ具体的なリハビリの目標を設定し，多職種で共有する必要がある．

　B さんに生じている麻痺や高次脳機能障害などの身体的な症状は長期的な経過をたどっていくことが考えられたため，PT や OT と相談しながら，残存機能を最大限に活かした ADL で，夫にとっての介護のしやすさも考慮に入れた方法を工夫した．B さんの場合は，麻痺は軽度であったが，起き上がりや立ち上がり動作の際に麻痺側が不安定になってしまうため，ふらつきやすく，転倒などの危険性が高いと考えられた．そのため，B さんの動作に合わせて，夫に麻痺側から体幹を支持してもらうような介助が必要であった．

　介護経験のない夫にリハビリを見学してもらい，PT から移動動作の介助を中心に指導してもらった．病棟では，病室を自宅環境に合わせてベッドと車いすやポータブルトイレを配置し，移動動作を練習した．練習では，その都度，B さんと夫の双方にとってうまくいった点や難しかった点を挙げてもらいながら，お互いの改善策を見出していってもらった．さらに，自宅で起こり得る状況や場面を想定して，ADL の応用などを夫に指導しながら練習を積み重ねた．退院後の自宅環境や家庭生活に合わせた ADL を効果的に獲得できるよう試験外泊を行い，外泊中に困ったことや ADL で改善できる点を振り返り，リハビリに取り入れられるように調整した．

　がんの進行や転移・再発に伴い，がん患者の ADL の状況は変化していく．それに応じて，介護方法も変化が必要となる．病状変化の見通しと合わせて，ADL の状況がどのように変化していくかを予測し，多職種で介護方法の提案を吟味していくことも重要である．

■ 多職種チームカンファレンスを開催する

　がん患者やその家族もチームの一員とし，問題を解決していこうとする多職種チーム医療では，問題解決型のコミュニケーションが重要になる．がん医療の現場では，短期間での問題解決を求められる場合もある．お互いの意見を尊重し合いながら，専門性を発揮し，問題解決に向かうアプローチが見出せるようなコミュニケーションが大切である．

事例の場合，Bさんと夫の退院後の生活の再構築を支援するために，多職種チームカンファレンスを行った．医師は病状や成り行き，リハビリスタッフは機能面からのADLの状況，看護師は患者を含む家族全体の生活といった視点から，退院後の生活についてアセスメントして継続する課題を整理し，必要とする社会資源の見積りを行った．その結果をふまえて，院内の在宅支援看護師と連携し，退院前カンファレンスを開催した．病院側の医師や看護師からは，Bさんの病状および治療の経過，今後予測されることと対処法，退院後も継続が必要なケアについて伝えた．Bさんと夫には，病気も含め，退院後の生活への不安や心配なこと，希望などを話してもらった．在宅側の在宅医と訪問看護師からは，現状の受けとめ方，医療ケアと療養上の注意点などを確認し，具体的な退院日を決定した．

　多職種チーム医療においてはコミュニケーションの充実が不可欠であり，それこそが，患者・家族を中心とした全人的ながん医療の実現につながると考えられる．

引 用 文 献

1）厚生労働省：チーム医療の推進について（チーム医療の推進に関する検討会報告書平成22年3月19日）．http://www.mhlw.go.jp/shingi/2010/03/dl/s0319-9a.pdf（2015年12月9日アクセス）
2）厚生労働省：医療スタッフの協働・連携によるチーム医療の推進について（厚生労働省医政局長通知，医政発0430第1号，平成22年4月30日）．http://www.mhlw.go.jp/topics/2013/02/dl/tp0215-01-09d.pdf（2015年12月9日アクセス）
3）水本清久，岡本牧人，石井邦雄，ほか（編）：インタープロフェッショナル・ヘルスケア実践チーム医療論―実際と教育プログラム．医歯薬出版，2011.

（津村　明美）

2 連携の実際とポイント
PTの視点から

1 円滑で効果的な連携に必要なこと

　現在のがん治療は多職種チーム医療で行うものである．以前のがん治療と現在のがん治療において異なる点は，さまざまな治療場面において，リハビリスタッフや各サポートチーム，心理の専門家，医療ソーシャルワーカー（MSW）が普通に登場するようになったことである．そのなかで，患者・家族の近くにいて症状や生活全般にわたる情報を把握している看護師の働きは非常に重要である．がんのリハビリを行うにあたっては，特に看護師と理学療法士（以下，PT）の連携が重要となる．

　多職種チーム医療で大切なのは，それぞれが介入し得られた情報を共有することであり，そのためには，常日頃から他職種の介入やカルテ記載に関心をもち，face to face でコミュニケーションをとっていくことが求められる．

　がんのリハビリは，根治治療を行う症例から緩和的治療，終末期まですべての病期が対象になるうえ，年齢も小児から高齢者まで幅広い．また，従来のリハビリのように機能障害が起きてから機能回復をはかっていくものだけでなく，予防的介入や，緩和的な介入まで，その目的も対象によって異なるという特徴をもつ．リハビリは多職種チーム医療の1つであり，リハビリを必要としない患者もいれば，治療の中心になる場合もある．肝心なのはチームとして各患者の現状や方針を理解し，少しでも質の高い医療を提供することである．本項では，より円滑で効果的ながんのリハビリを行うために必要な連携のポイントについて論じる．

理学療法士が必要とする情報

　がん患者に対するリハビリは，病期，患者背景，方針によって目的や目標が異なる．例えば，肺がんや消化器がんで手術を受ける患者と，進行がんで化学療法を継続している廃用症候群の患者では，リハビリの目的も患者の脆弱性も異なる．また，進行がんで緩和治療中の患者が自宅退院を目指すのか，そのまま入院を継続し看取りまで迎えるのかといった方針の違いによってもリハビリの対応は異なり，方針が自宅退院であれば環境調整，家族指導などを行う必要が出てくる．

　その意味では，PTが最も必要とする情報は"方針"である．PTが黙ってリハビリを行うことはなく，患者の状態や方針に応じて目標を設定し，患者や家族と共有しながら

160　第4章／多職種チームで行うがんリハビリテーション

ともに目標に向かうことができるようにコミュニケーションをはかりリハビリを行っている．どんな治療やケアを行い，いつ頃どうしていくのかがわからなければ，"どちらの方向を目指すか？"がわからなくなってしまう．時折，方針未定でリハビリを開始することがあり，例えば，肺がんや消化器がんの術前リハビリ依頼で，Performans Status（以下，PS）や呼吸機能が改善すれば手術，改善しなければ手術以外の治療方針，進行がん患者のリハビリ依頼では，リハビリを行い PS が改善したら化学療法再開，改善しなければ Best Supportive Care（BSC）などの場合である．この場合も，リハビリを行いながら患者の状態がよくなっているのか，思ったより改善が得られていないのかをチームで検討し，適切な治療計画を立て，それに向かって多職種で準備や介入を進めていくことが重要である．

リハビリテーション実施時間の調整

　筆者ら PT は，1 日に何十人の患者のリハビリを行っており，病棟看護師も何人もの患者を担当している．そして，患者それぞれに，治療，処置，入浴などの行為があるため，患者が快適に療養生活を行えて，医療者が効率よく介入できるようにするためには時間の調整が必要である．例えば，放射線治療を行う場合，照射後すぐにリハビリを行うと患者は容易に疲れてしまうため，照射前にリハビリを行うか，もしくは照射後時間をおいてからリハビリを行うなどの調整を要する．また，もう 1 つ例を挙げると，離床開始前の下肢静脈血栓の評価のための下肢静脈エコー検査が入っている場合，血栓がないことを確認してからの離床開始となるため，リハビリは検査後，血栓がないことを確認したあとのほうがよい．看護師が担当患者の 1 日のスケジュールを確認した際に，リハビリに影響を与えそうな検査や治療がある場合は PT に連絡をいれると，調整がスムーズに進む．

　また，リハビリスタッフは，前日までのカルテや温度板に目を通してはいるが，リハビリを行う直前のことも把握しているかといえば，それは難しい．例えば，リハビリによばれた際にトイレに入っておりすぐに行けない，痛みがあるため鎮痛薬を内服してからリハビリを行いたいなど，その一報があるかないかで連携の質は大きく異なる．簡単なやり取りを日頃から行うことが重要である．

リハビリテーションを行うか，休みにするかの判断

　PT が，がん患者に対してリハビリを行う際，運動による利益（ベネフィット）と不利益（リスク）を天秤にかけて，最大限の効果が現れるようにプログラムの調整を行っている．万が一にリスクがベネフィットに勝ってしまった場合は，患者に不利益を与えてしまうことになる．

　それを避けるためには，状況に合わせた安静度を設定し，症状や患者の訴え，検査データからリスクを管理する必要がある．シビアな骨髄抑制や，38℃以上の熱発など，明らかにリハビリを行わないほうがよい病態のときは判断しやすいが，37℃台の熱発

連携の実際とポイント　PT の視点から　161

や倦怠感などがあるときの判断は難しく，このように症状やデータがボーダーラインにある場合は，患者の状態と方針，リハビリの重要度を総合的に鑑みて判断することが求められる．例えば，高齢者の消化器がん術後に 37℃台の熱が出た場合は，多少無理をしてでも離床を進め，活動性の維持や刺激入力に努めたほうがよいであろう．一方，進行がん患者の体力維持を目的としたリハビリ依頼が出たときは，あまり無理をしないでよい場合が多い．"状態は如何であろうか？　リハビリは行えそうか？"という PT からの連絡を受けた看護師は少なくないと思われるが，返答するためには，リハビリで何を行っているのかを大まかにでも理解している必要がある．リハビリ室で積極的な筋力強化や歩行練習を行っているのか，それとも病棟で歩行練習を行う程度でよいのか，もしくは簡単な関節可動域(ROM)練習程度の運動が行われているのかによってもその返答は異なる．そのためにも，単にリハビリを行っているという認識だけでなく，患者がどのような目的で，どのような運動を行っているかという理解が重要である．

安静度の設定

病棟内の移乗移動，骨転移時の荷重制限やギャッジアップ制限などの安静度は医師が設定する．安静度があってはじめて，病棟での適切な ADL やリハビリを安全に行うことができる．しかし，経過のなかでは動作能力が改善したり低下したりするので，適宜安静度を変更していく必要がある．例えば，大腿骨の骨転移であれば，骨転移治療としての放射線や手術を行い，併せてリハビリを行って安全に動作能力の改善を図り，動作の再獲得とともに病棟内の安静度も変更していく．リハビリ室では積極的な歩行練習を行っているが，病棟では依然として車椅子でトイレまで移動していることもあり，このように "できる ADL" と "している ADL" に大きな隔たりがないように適宜 PT と病棟看護師が情報交換を行い，適切な病棟内の安静度を設定することが重要である．当院では，まずリハビリで移乗や歩行などの動作練習を行い，安全性が確認できたら，病棟において見守りでその動作を行い，その後，見守りを不要にして動作の自立としている．

役割の協働と分担

適切な ADL の設定

リハビリを行う際には，看護師と役割を協働するときと分担するときがある．例えば，当院では肺がんや消化器がんの周術期リハビリ依頼があった症例に関しては，手術後第 1 病日の午前中に PT と看護師が一緒に離床支援を行う．一般病棟に帰室後は，日勤看護師が離床を行うときも，PT が行うときも，一緒に行うときもある．歩行を行う際に，ふらつきや膝折れなど転倒リスクが高いと判断される場合は一緒に行ったほうがよく，安定している場合は，PT か看護師が歩行介助を行うようにしている．その際に必要な情報は，歩行安定性や介助量の把握である．PT だけで介助しきれない場面では看護師と協働して安全性を確保しなければならない．

また，ADL の設定や移動移乗の方法に関して，患者の自立度を高めることを優先するのか，各動作の簡便さや医療者の業務量を優先するのかの議論は臨床においてよく遭遇する問題である．例えば，廃用症候群の患者に膀胱留置カテーテルが挿入されており，リハビリを行った結果，動作能力の改善が得られ，トイレ歩行は行える状況になったとする．その後は，可及的すみやかに膀胱留置カテーテルを抜去し，まずは見守り歩行でトイレに行くことが離床機会を増やすためにもよいと PT は考えるが，日に何度もトイレ介助を行う看護師の仕事量は増えることになる．麻痺がある患者の移乗に関しても当初は全介助で行っていたが，動作能力の改善とともに端座位を介して行う方法に変えたほうが患者のためになると PT は考えるが，実際には複数人による全介助のほうが簡便である場合もある．このような場面で大事なことは，"そのやり方にするほうが患者にとって有益である"，という共通の認識である．PT，看護師どちらかが，患者にとってよりよい ADL や自立度を高めるために必要と気づいたならば，まずは "こうしたいのだが，どうだろうか？" と問うてみることが大切である．

看護師が行うリハビリテーション

がんのリハビリは主にリハビリスタッフが行うものであるが，上述のように看護師が PT と協働して行う場面や看護業務においてリハビリを行うこともある．肺がん，消化器がん術後に ICU や病棟において看護師が離床をはかることは今や一般的である．術後以外でも，がんによるさまざまな理由で歩行障害がある患者に対し，リハビリにおいてある程度歩行が行えるようになったならば病棟内歩行を開始し，頻回に歩行練習を行うことが重要である．歩行が自立に至らない場合でも，看護師が見守り（時に介助）歩行練習を行うことが大切である．歩行練習を行わなければ患者は座位または臥位で終日過ごすことになり，いくらリハビリで頑張ったとしても，リハビリ以外の時間を臥床していたならば，その効果は相殺されてしまう．また，週末や連休などリハビリが休みになってしまう場合は，可能な範囲で看護師がリハビリを行うことができればとても有用である．当院では，上述のように歩行が行える場合であれば病棟内で見守り歩行練習を行い，機能障害や安静度が設定されている場合は，可能な範囲で車椅子乗車，床上で行える筋力強化運動や ROM 練習を行ってもらうようにしている．リハビリプログラムに関しては適宜担当 PT に確認し，実施したならばカルテに実施内容やその時の様子を記載するとよい．

ルーチンカンファではないカンファレンスを開催すべきとき

定期的なカンファレンスではなく，"特定の患者の特定の問題" を解決するためのカンファレンスを開催したほうがよいときがある．それは，①重篤な合併症やがんの急激な進行を認める場合，②入院が長期化し，今後の方針が曖昧になっているとき，③患者の状態（動作能力や ADL 能力，生命予後）と患者背景（独居，家の主な介護者が高齢であるなど）によって退院調整や支援が必要なときなどである．誰かがカンファレンスの開催をよびかけ，関係するスタッフに対し日時の調整を行わなければ実現せず，多くの場合，

看護師がその役割を担うと思われる．関係職種との調整やカンファレンスシートの作成など手間はかかるが，関係者が一堂に会し議論できる貴重な機会であり，まずは可能な範囲で行い，チームとして多職種カンファレンスを開くことに慣れていくことが重要である．

重篤な合併症やがんの急激な進行を認める場合

病期にかかわらず，がん治療において重篤な合併症やがんの急激な進行によって，治療方針や目標の変更を余儀なくされるときがある．例えば，外科治療においては呼吸器合併症，血栓・塞栓症，縫合不全などであり，内科治療では，がんの急激な進行，消化管穿孔，脳血管障害などである．当然，必要な治療を開始するが，もともとリハビリを行っていた症例であれば，まず，リハビリの継続，中断や終了を判断する議論が必要であり，継続であれば安静度や方針の確認を行ったうえで病態に合わせた介入が求められる．

一方，合併症治療後に新規でリハビリ依頼があった場合は，増悪前の患者背景を知らずして介入することにもなり，また中長期の集中的な治療後の全身性の廃用をきたしているケースが多く，患者を救命したうえで状態を改善していくのは簡単ではない．その際は，関係職種で集まり，現状や問題点の再確認，各治療や介入の確認，今後の方針と短期の目標設定を行うことが望ましい．

入院が長期化し，今後の方針が曖昧になっているとき

外科内科を問わず，何らかの原因で入院が長期に及ぶ患者のリハビリを担当することがある．経過が長くなっている理由は，縫合不全や感染症など加療が必要な場合もあれば，動作能力が低いために自宅退院にふみきれない場合もある．後者の場合，“もう少しリハビリを行い，動けるようになってから退院”という方針であるが，実際には患者が脆弱なため，1回のリハビリにおいて十分な運動負荷がかけられず，病棟での離床もあまり進まず，結果として1日のほとんどを臥床していることが多い．この場合，方針は確認されているが，実際には経過が長くなり，今後の見通しもわからなくなってくるため，適宜カンファレンスを行い，現状の確認や対策を立てることが必要である．

事例は，肺がん，髄膜播種の患者である．髄膜播種に対する化学療法を行い，同時に動作能力改善のための理学療法を行ったが，嘔気や倦怠感によって思うようにリハビリが進まず数か月経過した．この場合も，リハビリを継続し，車椅子レベルのADLが行えるようになったら退院という方針は共有できていたが，実際には車椅子乗車にも至らず，チームとして今後どうしていくか再考する必要があった．そこで多職種カンファレンスを行い，自宅退院の場合は現状の動作能力で退院となること，それが難しいようであれば転院になることを主治医から患者，家族に伝えてもらうことになった．結果として，家族は自宅退院を希望し，訪問看護や必要物品の手配，PTによる家族指導を行ったあと自宅退院となった．本事例では，今後，動作能力の改善は期待できないこと，自宅退院が難しければ転院になることをしっかりと伝えたことが問題を解決する大きな一歩となった．経過が長くなり，方針が曖昧になっている場合は，チームで再検討し，検

討結果を患者・家族に伝えるとともに選択肢を提示し，決定されたほうへ支援していくことが重要である．

患者の状態と患者背景によって退院調整や支援が必要なとき

　患者の機能障害や動作能力と，在宅療養が可能かどうかの判断は，患者背景によって異なる．例えば，脊椎転移による下肢麻痺を生じた患者でも，家族構成や介護力によっては在宅療養可能であり，一方，独歩可能な症例でも独居であればそれが難しい場合もある．方針が自宅退院であり，何かしらの調整が必要になる場合は，早めに対策を立て，調整をはかっていくことが重要である．退院に際し，PT は家族に対して患者の動作能力の現状説明や介助方法，ADL の注意点などを伝えるため，看護師には，PT が家族指導を行えるように日程の調整をお願いしたい．

　自宅退院の場合は，室内移動など基本的な事項だけでなく，自家用車への移乗や，階段昇降，入浴動作の確認など多岐に及ぶため，患者が帰宅したのち，どのような生活になるか，どのような役割を担うのかを聴取し，必要物品の用意，具体的な動作の確認や指導を行うことが重要である．

事例

■治療方針に関して多職種カンファレンスを開催した例

患者：60 代，女性．脳転移症状出現し，精査にて IV 期非小細胞肺がん，髄膜播種の診断．*EGFR* 遺伝子変異陽性．夫と 2 人暮らし．

経過：X 年 3 月入院．タルセバ開始．リハビリ依頼あり理学療法開始．治療継続しながらリハビリを行い自宅退院の方針．倦怠感，起立性低血圧症状が強く，離床は思うように進まず終日ベッド上．PS 3．リハビリは下肢の筋力強化運動，端座位，車椅子移乗練習を中心に実施するも，積極的な動作練習は行えず．その後，3 か月にわたり，床上で行える下肢の筋力強化運動，端座位練習などを継続したが，活動性や動作能力の改善は得られなかった．入院中，介護保険を申請し，介護度 4 の判定．PT，看護師間で，方針に対する再検討が必要との判断から医師にカンファレンス開催をよびかけた．

多職種カンファレンス開催：主治医，PT，病棟看護師，MSW が参加．テーマは，「経過が長くなっているが，このままで方針である自宅退院は本当に可能になるのか」．PS 4，ADL はほぼ全介助，夫と 2 人暮らしであることを考えると，自宅退院は難しいのではないか，しかし，その判断を医療者だけで行っていいのかなどが議論された．結果，①動作能力の改善は今後見込めないであろう，②現状で自宅療養が可能ならば環境調整を行ったうえで退院，自宅療養が無理であるなら，転院の準備を開始することを確認．まずは，主治医より患者・家族に①と②の話をしてもらい，その結果に沿って準備を進めていくことになった．

結果：患者，家族は自宅退院を希望．MSW によって訪問介護，ADL の検討（入浴，膀胱留置カテーテルの管理，食事など）．リハビリでは起き上がりや移乗の介助方法を家族に指導．電動ベッド，エアマットレス，車椅子はレンタル，ポータブルトイレは購入，自宅・病院間の移動は介護タクシーを利用することとし，自宅退院となった．

連携の実際とポイント　PT の視点から　165

カルテを有効に利用する，カルテ記載を工夫する

　上述のように，円滑な連携をはかるためには，face to face，もしくは院内 PHS で直接話をすることが重要であるが，日々，意識的にカルテ記載をすると，多くの情報を多職種に伝えることが可能になる．それは，看護師に限ったことではなく，PT のカルテ記載に関しても，単に ROM や筋力の記載だけではなく，全体として患者がよいほうに向かっているのか，全体的には低下傾向であるのかなど，他職種が知りたい情報を意識的に記載するようにしている．**図 4-2** は，乳がん，脊髄転移による不全対麻痺患者に対する看護師のカルテである．何気ないカルテのように読めるが，看護師がその日に知り得た情報がうまく書かれている．看護師のカルテはリハビリスタッフにとって大切な情報源であり，リハビリに関する記載，病棟生活の記載，インフォームドコンセントの内容やそのときの反応，家族の気持ちに関する記載などは非常に有用である．

	乳がん，脊髄転移による不全対麻痺患者 **放射線治療およびリハビリ継続中** **方針未定**	
S	家に帰るのは今の状態じゃ無理ね． お父さんも娘も昼間は仕事に出ちゃってるから，私 1 人になっちゃうのよ．便意も曖昧だし，家のこともなかなかできないから，誰かのお世話になるくらいならどこかの施設や病院に行きたいと思ってます．	患者の現状認識，希望の記載
O	本人の希望で日中 1 時間ごとに車椅子乗車と臥床が繰り返される． 右下肢の脱力は持続．車椅子移乗は看護師 1 人で全介助で行った． 午後，シャワー浴実施．車椅子に乗車している分には問題ないとのことで，シャワー用車椅子を利用して行った．夕方，車椅子で自走しデイルームまで向かった．	病棟内 ADL の記載
O	在宅環境や家族に関する情報収集． ・夫，長女と同居．2 人とも日中仕事をしているため，1 人になってしまう． ・木造 2 階建て．玄関前，室内に段差多々あり．廊下も狭く，室内で車椅子を使用するのは難しい． ・寝室は 2 階，布団を使用． 現在，便意も曖昧であることや，移乗に介助を要すること，身の回りのことに関しても介助を要するため，退院後は施設入所や転院を考えていると話される．	自宅環境，家族に関する記載
A	積極的に離床をはかることができている． 今週，照射完遂予定．リハビリを行ったあとに，どの程度まで動作能力が改善するかによって今後の療養環境は変わるため，PT と適宜連絡を取り合っていく必要あり．家族の意向も伺う必要あり．	看護師がどのように考えているかの記載
P	放射線治療，リハビリ継続． 今後，方針決定していく．	プラン

図 4-2 病棟看護師によるカルテ記載の例

看護業務は多岐にわたるが，動作能力やADLに関していっそう注目し，リハビリスタッフと協働して適切なリハビリが提供できれば患者にとって有用である．がん患者に対するリハビリを含めた多職種連携の差は，"適切な現状認識と今後に対する想像の差，準備の差"であると思う．簡単に言えば，目標が容易に達成できるのか，それとも多くの調整が必要であるのかを理解し，支援を必要としているところに適切な介入を行っていくことが重要である．

（岡山　太郎）

■ 索引

欧文

ADL　3, 120
AWS：axillary web syndrome　49, 59
Barthel Index　120
cFAS：Cancer Functional Assessment Set　7
CIC：clean intermittent catheterization　102
　── のカテーテル　108
　── の指導　104
　── の評価　111
CRF：cancer-related fatigue　18, 114
ECOG　7
EORTC QLQ-C30　44
EORTC QLQ-OES18　44
Instrumental ADL（Lawton & Brody）　120
K6，K10（心理状態尺度）　45
KPS：Karnofsky Performance Status Scale　7
LHRH-agonist　142
PPS：Palliative Performance Scale　7
PS：Performance Status Scale　7
QOL：quality of life　11
Quick DASH　54
ROM：Range of Motion　52
SLD：simple lymphatic drainage　72, 86
VE：videoendoscopic examination of swallowing　28
VF：videofluoroscopic examination of swallowing　28

和文

あ行

アイスマッサージ　32
悪液質　21
アセスメント
　──，下部尿路機能障害の　92
　──，上肢の運動障害の　51
　──，摂食嚥下障害の　27
アルキル化薬　142
アロマターゼ阻害薬　141
アンスラサイクリン系薬剤　125
息こらえ嚥下法　31
イホスファミド　117
イリノテカン　117, 125
インターフェロン（IFN）　117
インターロイキン-2（IL-2）　117
運動療法　127, 137
腋窩ウェヴ症候群　49, 59
腋窩リンパ節郭清　51, 58
エトポシド　117
エノシタビン　117
嚥下おでこ体操　31
嚥下スクリーニング検査　28
嚥下造影検査　28
嚥下体操　30
嚥下内視鏡検査　28
黄体ホルモン放出ホルモン・アゴニスト　142
オキサリプラチン　131

か

肩関節可動域　52
下部尿路機能障害　89
　── の評価，アセスメント　92
　── のリハビリテーション（手術前）　94
　── のリハビリテーション（手術後・入院中）　100
　── のリハビリテーション（退院後）　108
カルボプラチン　117, 131
がん関連倦怠感　18, 114
　── の評価（治療開始前）　115
　── の症状の査定（治療中，治療後）　117
看護師による評価
　──，下部尿路機能障害の　109
　──，関節痛，こわばり感の　150
　──，倦怠感，疲れやすさの　128
　──，上肢の運動障害の　63
　──，摂食嚥下障害の　44
　──，末梢神経障害の　139
　──，リンパ浮腫の　86
看護師の知識と能力　12
看護師の役割　13
がんサバイバー　10, 14
関節可動域，肩の　52
関節可動域障害　60
関節痛　141
　── の評価（治療開始前）　143
　── の症状の査定（治療中，治療後）　144
　── のリハビリテーション　147
がん対策基本法　2
がん対策推進基本計画（第2期）　8
がんリハビリテーション　3, 11
　──，病期別　4
　── のエビデンス　6
　── の看護師の知識と能力　12
　── の進め方　17
　── の対象となる障害　4
　── の注意点　20
　── の中止基準　20
　── の問題点　4
　── のリスク管理　20
　── プログラム　16

き・け・こ

基本的日常生活動作能力　120
逆流　39
狭窄　40
胸水　23
血栓・塞栓症　21
倦怠感，疲れやすさへのリハビリテーション　124
口腔ケア　32
広汎子宮全摘除術　90
骨髄抑制　21
骨転移　22
骨盤底筋訓練　97
こわばり感　141
　── の評価（治療開始前）　143
　── の症状の査定（治療中，治療後）　144
　── のリハビリテーション　147
根治的前立腺全摘除術　89

169

さ・し

サポーティブケア　3
サリドマイド　131
自家乳房再建　52
シクロホスファミド　117, 125, 142
シスプラチン　117, 125, 131
シタラビン　117
周術期リハビリテーション　18
手段的日常生活動作能力　120
腫瘍壊死因子(TNF)　117
上肢の運動障害(乳がん)　48
　── の評価，アセスメント　51
　── のリハビリテーション(手術前)　56
　── のリハビリテーション(手術後・入院中)　57
　── のリハビリテーション(退院後)　60
上肢の術後機能障害
　──，術式・治療からみた　51
　──，症候群からみた　48
　──，神経からみた　49
人工乳房再建　52
身体活動量　44
身体機能評価　6
シンプルリンパドレナージ　72, 86

せ

清潔間欠自己導尿　102
精神障害　21
摂取時の工夫　35
摂食嚥下障害　26
　── の患者・家族の教育・支援　36
　── の原因　26
　── のセルフマネジメント力　42
　── の評価，アセスメント　27
　── のリハビリテーション(手術前)　30
　── のリハビリテーション(手術後・入院中)　32
　── のセルフリハビリテーション(退院後)　38

センチネルリンパ節生検　58

た行

ダウノルビシン　125
タキサン系抗がん薬　85, 131, 142
多職種チーム　13, 154
ダンピング症状　41
中止基準，がんリハビリテーションの　20
つらさと支障の寒暖計　45
ドキソルビシン　125
ドセタキセル　131, 142

に

乳房切除後疼痛症候群　48
乳房切除術　51
乳房部分切除術　51
尿排出障害，広汎子宮全摘除術後の　90, 94, 100

は行

パクリタキセル　131, 142
白金製剤　131
反回神経麻痺　39
ビノレルビン　131
評価
　──，身体機能の　6
　──，下部尿路機能障害の　92
　──，関節痛，こわばり感の　143
　──，上肢の運動障害の　51
　──，摂食嚥下障害の　27
　──，末梢神経障害の　132
　──，リンパ浮腫の　68
評価，看護師による
　──，下部尿路機能障害の　109
　──，関節痛，こわばり感の　150
　──，倦怠感，疲れやすさの　128
　──，上肢の運動障害の　63
　──，摂食嚥下障害の　44
　──，末梢神経障害の　139
　──，リンパ浮腫の　86
ビンカアルカロイド製剤　131
ビンクリスチン　117, 131
ビンデシン　117

腹圧性尿失禁，根治的前立腺全摘除術後の　89, 92, 100
腹水　23
プッシング・プリング訓練　33
ブレオマイシン　117
プロテアソーム阻害剤　131
放射線療法による影響　51, 85
補完代替療法　127
ボルテゾミブ　131

ま・め

末期がん　19
末梢神経障害　131
　── の評価(治療開始前)　132
　── の症状の査定(治療中，治療後)　132
　── へのリハビリテーション　133
メンデルソン手技　33

ら行

リハビリテーション(→がんリハビリテーションも見よ)　3, 11
　──，下部尿路機能障害の　94, 100, 108
　──，関節痛の　148
　──，倦怠感，疲れやすさへの　124
　──，こわばり感の　147
　──，周術期　18
　──，上肢の運動障害の　56, 57, 60
　──，摂食嚥下障害の　30, 32, 38
　──，末梢神経障害への　133
リンパドレナージ，シンプル　72, 86
リンパ浮腫　62, 67
　── の患者指導(手術後・入院中)　79
　── の四肢計測　70
　── のセルフケア支援(退院後・外来)　83
　── のセルフケア指導　71, 77
　── のセルフリハビリテーション　72
　── の評価　68, 86
リンパ浮腫指導管理料　79, 83
連携　154, 160

がん看護実践ガイド シリーズ
Practical Guide Series in Cancer Nursing

[監修] 一般社団法人 日本がん看護学会

"がんとともに生きる"を支える がん看護の実践書

《がん看護実践ガイド》は，臨床で必要とされ，実践力の向上につながる内容を提供し，日々，がん看護を実践する方に役立てていただくことを目的とするシリーズです．

見てわかる
がん薬物療法における曝露対策
[編集] 平井 和恵・飯野 京子・神田 清子
定価：本体3,400円＋税　頁：152

今日から行うべき曝露対策がひと目でわかる！

抗がん薬の調整から投与，投与後の体液やリネン類の取り扱い，スピル（こぼれ）時や曝露時の対応など，曝露を防ぐための手順や注意点をケアの流れにそって解説．

がん看護の日常にある倫理
看護師が見逃さなかった13事例
[編集] 近藤 まゆみ・梅田 恵
定価：本体3,000円＋税　頁：200

日々の"もやもや"に気づくことが倫理的実践の第一歩

がん看護で多く見られる場面を事例として取り上げ，看護師が抱く"もやもや"に隠れた倫理的問題を分析する思考と，解決へ向けた看護師の実践を解説．

がん治療と食事
治療中の食べるよろこびを支える援助
[編集] 狩野 太郎・神田 清子
定価：本体3,000円＋税　頁：160

がん治療が食事に与える影響を理解し，治療の原動力となる食事を支える

がん治療は食生活に大きな変化をもたらす．食事を摂取できるかは患者のQOLのみならずがん治療の継続をも左右する．治療中の"食べるよろこび"のためのヒントが満載．

がん患者のQOLを高めるための
骨転移の知識とケア
[編集] 梅田 恵・樋口 比登実
定価：本体3,400円＋税　頁：208

症状緩和およびQOL向上の観点から，骨転移の治療・看護ケアを考える

骨転移を抱える患者に，看護師はどのように向き合っていくとよいのか．症状緩和およびQOL向上の観点から，治療・看護ケアを考える．

オンコロジックエマージェンシー
病棟・外来での早期発見と帰宅後の電話サポート
[編集] 森 文子・大矢 綾・佐藤 哲文
定価：本体3,400円＋税　頁：240

察知することが難しいがん患者のエマージェンシーを早期発見できる

がん患者のエマージェンシーを早期発見し，迅速な対応につなげるために必要な病態，ケア等の知識をまとめている．エマージェンシーの"実際"がよく理解できる1冊！

患者の感情表出を促す
NURSEを用いたコミュニケーションスキル
[編集] 国立がん研究センター東病院看護部
定価：本体3,000円＋税　頁：152

患者・家族の感情に寄り添い，意思決定を支援する

患者の感情表出を促すコミュニケーションスキル"NURSE"を実践の場で活用できるよう詳しく解説．がん患者の感情に寄り添い，意思決定を支えるためのスキルが身につく．

女性性を支えるがん看護
[編集] 鈴木 久美
定価：本体3,400円＋税　頁：220

がんとともにある女性の身体面・心理面・社会面を支える

がんが女性のライフサイクルへ与える影響は大きく，治療後の生き方にも寄り添う継続的なかかわりが重要である．「女性性」に焦点を当て，がん患者と家族への支援を考える．

がん患者へのシームレスな療養支援
[編集] 渡邉 眞理・清水 奈緒美
定価：本体3,000円＋税　頁：208

超高齢社会に向けたこれからのがん看護に求められる知識と技術がここに

がん医療の急速な変化に伴い，病棟や外来の看護師に今後求められる，治療の場と時期を問わない「療養支援」の知識や技術を具体的に解説．

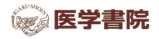

〒113-8719 東京都文京区本郷1-28-23
［販売部］TEL：03-3817-5657　FAX：03-3815-7804
E-mail：sd@igaku-shoin.co.jp　http://www.igaku-shoin.co.jp　振替：00170-9-96693

携帯サイトはこちら